# HISTOLOGISCHE UNTERSUCHUNGEN ÜBER ENDOKARDITIS BEIM HUNDE

## NEBST EINEM ANHANG

## ÜBER EINIGE SELTENERE VERÄNDERUNGEN DES HERZENS UND DER GROSSEN GEFÄSSE

### INAUGURAL-DISSERTATION

ZUR ERLANGUNG

DER WÜRDE EINES DOCTOR MEDICINAE VETERINARIAE

DER

TIERÄRZTLICHEN FAKULTÄT

DER

LUDWIG-MAXIMILIANS-UNIVERSITÄT ZU MÜNCHEN

VORGELEGT

VON

**ANTON SPIEGL**

APPROB. TIERARZT AUS MÜNCHEN

SPRINGER-VERLAG BERLIN HEIDELBERG GMBH

1921

ISBN 978-3-662-23511-9    ISBN 978-3-662-25582-7 (eBook)
DOI 10.1007/978-3-662-25582-7

Gedruckt mit Genehmigung der Tierärztlichen Fakultät der
Ludwig-Maximilians-Universität zu München
Referent: Prof. Dr. Kitt
(Veröffentlicht in „Virchows Archiv für pathologische Anatomie und Physiologie",
231. Band.)

## I. Einleitung.

Im Verhältnis zur Häufigkeit der endokarditischen Veränderungen am Herzen unserer Haustiere, insbesondere des Hundes, ist die mikroskopisch-anatomische Erforschung dieser Krankheitsprozesse auffallend vernachlässigt worden.

Der Grund hierfür mag einerseits darin liegen, daß die Endokarditis vorwiegend vom ätiologischen Standpunkt betrachtet wurde und somit bei der Untersuchung von Schnittpräparaten der Nachweis von Krankheitserregern im Vordergrund des Interesses stand, während die histologischen Veränderungen des Endokards nur eine geringe oder gar keine Beachtung fanden.

Andererseits scheint es, als ob für das Studium der Histologie der Endokarditis, insbesondere der chronischen Affektionen, die ja beim Hunde weitaus am häufigsten zu finden sind, kein Interesse vorgelegen hätte, da man sich daran gewöhnt hatte, die chronische Endokarditis als Folgezustand bzw. Ausheilungsstadium akut-entzündlicher Prozesse zu betrachten, so daß ihre histologische Erforschung für die Erkenntnis des Wesens der Endokarderkrankungen nichts Neues zu bringen schien.

Trotzdem besitzen die histologischen Veränderungen, wie sie uns bei den entzündlichen Vorgängen am Endokard vor Augen treten, wegen der eigenartigen anatomischen Beschaffenheit des Substrates und wegen der Übereinstimmung mit den gleichartigen Erkrankungsprozessen am Herzen des Menschen sowohl vom Standpunkt der allgemeinen wie der vergleichenden Pathologie ein großes Interesse. Aber auch in diagnostischer Hinsicht haben sie an Bedeutung gewonnen, seit wir durch die Untersuchungen Coppels[5]) Kenntnis davon erlangt haben, daß beim Hunde auch hyperplastische Vorgänge an den Herzklappen vorkommen, die „eine frappante Ähnlichkeit mit entzündlichen Wucherungen besitzen" und deren richtige Beurteilung und Unterscheidung von den durch chronische Entzündungen verursachten Zuständen lediglich auf Grund der histologischen Untersuchung möglich ist.

Zweck der vorliegenden Abhandlung ist es, die auf entzündlicher Basis entstehenden Veränderungen der Herzklappen des Hundes hinsichtlich ihrer makroskopischen Merkmale sowie der denselben zugrunde liegenden histologischen Veränderungen an der Hand mehrerer Fälle eingehender zu beschreiben. Im Anschluß daran sollen noch einige seltenere pathologische Befunde am Herzen sowie an den großen Gefäßen zur Darstellung kommen.

## II. Material und Untersuchungsmethoden.

Das Material, das mir als Grundlage für die nachstehenden Untersuchungen diente, entstammt zum weitaus größten Teil dem Tierpathologischen Institut der Universität München. Einige Fälle wurden bei Privatsektionen gewonnen. Es kamen im ganzen 14 Fälle von Endokarditis zur Untersuchung, außerdem 4 Fälle, welche einige seltenere pathologische Veränderungen des Herzens und der großen Gefäße betreffen*).

Die Vorbereitung für die histologischen Untersuchungen geschah in folgender Weise: Das lege artis aufgeschnittene und in physiologischer Kochsalzlösung vom Blute gereinigte Herz wurde nach Aufnahme des makroskopischen Befundes in toto in die Fixierflüssigkeit gelegt. Als solche diente in der Mehrzahl der Fälle Formalin in 10 proz. wässeriger Verdünnung, einige Male kamen auch Sublimatgemische zur Anwendung. Zur Verhütung von Verunstaltungen der Klappensegel, die bei der späteren Zerlegung auf dem Mikrotom zu Schiefschnitten und damit zur Entstehung von Trugbildern führen konnten, wurden zwischen die Kammerwandungen Holzstäbchen eingespreizt. Die hierdurch erzielte mäßige Anspannung der Sehnenfäden ließ Formveränderungen an den Klappen nicht eintreten. Die Semilunares nahmen meist ohne Zutun die für das Schneiden auf dem Mikrotom wünschenswerte Lage ein. Wo dies nicht der Fall war, wurde durch Einführen eines kleinen, mit Fixierflüssigkeit getränkten Wattebausches in den Sinus Valsalvae nachgeholfen. Nach vollendeter Fixierung wurden die Organe 12 bis 24 Stunden in fließendem Wasser ausgewaschen, sodann die für die histologische Untersuchung geeignet erscheinenden Teile entnommen, in Alkohol steigender Konzentration gehärtet und nach vollständiger Entwässerung durch absoluten Alkohol in Paraffin übergeführt. Die Paraffindurchtränkung erfolgte in der Mehrzahl der Fälle nach der von Pranter[35]) angegebenen Methode mittels Cedernöl, Ligroin, Ligroin-Paraffin. Die so behandelten Objekte sollen wesentlich weniger Schrumpfung zeigen wie bei der gewöhnlichen Xylol-Paraffindurchtränkung, ferner sollen — und dies ist bei der Präparation des Endokards von be-

---

*) Die Bearbeitung des Materials war bereits im Sommer 1914 nahezu abgeschlossen. Infolge meiner bei Ausbruch des Weltkrieges erfolgten Einberufung zum Feldheere und der damit verbundenen fast $4^{1}/_{2}$ jährigen Abwesenheit von der Heimat mußte die Fertigstellung der Abhandlung bis zum Jahre 1919 zurückgestellt werden.

sonderer Wichtigkeit — keine Überhärtungen auftreten. Ich kann dies nach meinen Erfahrungen bestätigen. Ein Nachteil der Pranterschen Methode liegt vielleicht in dem langen Aufenthalt (je 24 Stunden!) in den Zwischenmedien, doch läßt sich diese Zeit, zumal wenn es sich um kleine und dünne Stücke handelt, wesentlich abkürzen, ohne daß die Vorzüge der Methode dadurch eine Einbuße erleiden. Nur der Aufenthalt in Cedernöl darf nicht zu kurz bemessen werden. Die Stückchen müssen so lange darinnen verweilen, bis sie vollkommen durchsichtig geworden sind. Einige Objekte wurden auch mit Celloidin durchtränkt; wo die Untersuchung auf Fett in Frage kam, wurden Gefrierschnitte angefertigt. Die Klappen wurden meist in der Längsrichtung, d. h. senkrecht zum freien Rand geschnitten. Die Schnittdicke betrug bei Paraffinobjekten 5—20 Mikra, bei Celloidin- und Gefrierschnitten 15—30 Mikra.

Gefärbt wurde auf mehrfache Weise. Stets wurden Schnitte der gleichen Herkunft verschiedenen Färbungen unterworfen. Außer der gewöhnlichen Doppeltinktion mit Hämatoxylin-Eosin wurde hauptsächlich gebraucht van Giesons Färbung in der Modifikation von Weigert (Eisenhämatoxylin-Pikrofuchsin). Leider haftet an der an sich sehr brauchbaren Färbung der Mangel beschränkter Haltbarkeit, der sich in einem allmählichen Abblassen der roten Farbe des Bindegewebes bemerkbar macht und dem man auch durch das von Stöhr[38]) empfohlene Ansäuern der Schnitte vor und nach der Färbung nicht wirksam entgegentreten kann. Ich habe daher versucht, van Giesons Farbe durch Pikrocarmin in schwachsaurer Lösung zu ersetzen und dabei in vielen Fällen treffliche und zugleich haltbare Bilder erzielt. Außer der spezifischen Bindegewebsfärbung wurde stets die Färbung auf elastische Fasern vorgenommen, weil die Darstellung der elastischen Substanz sowohl für das Studium der Struktur des normalen Endokards als besonders für die Beurteilung pathologischer Verhältnisse unerläßlich ist. Mit Vorliebe bediente ich mich dazu der Weigertschen Resorcin-Fuchsin-Tinktion in der von Hart[15]) empfohlenen Abänderung. Daneben fand auch die Darstellung des elastischen Gewebes mittels Orcein Anwendung, aber weniger für sich allein, als in Verbindung mit elektiver Färbung der übrigen Gewebsbestandteile (Bindegewebe, Muskulatur, Fibrin, Zellkerne) in Form der Vierfachfärbung nach E. Fraenkel. Sie liefert sehr hübsche und dabei haltbare Präparate und eignet sich besonders zur Herstellung von Übersichtsbildern an dickeren Schnitten. Endlich wurden an einer größeren Anzahl von Schnitten Fibrinfärbungen nach den Methoden von Weigert und Kockel sowie verschiedene Bakterienfärbungen vorgenommen. Unter letzteren waren bevorzugt die Tinktion mit eosinsaurem Methylenblau nach Assmann und die Färbung nach Gram.

## III. Normaler histologischer Bau des Endokards und der Herzklappen.

Für die Feststellung und Beurteilung pathologischer Veränderungen an einem Organ ist die Kenntnis seiner normalen Gewebsstruktur eine notwendige Voraussetzung. Die Angaben, welche sich in den gebräuchlichen Lehr- und Handbüchern der Histologie über den Bau des Endokards und der Herzklappen finden, sind teils zu knapp, teils zu allgemein gehalten, so daß sie als Grundlage für das Studium der krankhaften Prozesse an diesen Organen nicht geeignet erscheinen. Es mag daher gerechtfertigt sein, der Beschreibung der pathologischen Fälle einen Abschnitt über den normalen Bau des Endokards und der Herzklappen vorauszuschicken, wobei ich die Ergebnisse meiner eigenen Untersuchungen zugrunde lege. Ich bemerke, daß sich die von mir erhobenen Befunde mit den von Coppel[5]) am normalen Endokard des Hundeherzens gemachten Feststellungen decken und ebenso mit den von Königer[21]) Mönckeberg[28]) und Dewitzky[6]) über den normalen histologischen Bau der Herzklappen des Menschen gegebenen Darstellungen — von unwesentlichen Abweichungen abgesehen — übereinstimmen.

Das Endokard stellt ein mehrschichtiges, in den Vorhöfen dickeres, in den Ventrikeln dünneres, bindegewebig-elastisches, gefäßloses Häutchen dar, das auf seiner Oberfläche von einer einzigen Lage platter Zellen, dem Endothel bekleidet ist. Auf das Endothel folgt die subendotheliale Schicht, eine sehr dünne Membran aus zarten Bindegewebs- und feinsten elastischen Fasern sowie spärlichen verhältnismäßig großen Zellen. Sie ist am normalen Endokard oft nicht gut ausgeprägt, häufig kaum erkennbar, tritt jedoch unter pathologischen Verhältnissen stets deutlich in die Erscheinung, so daß wohl kein Zweifel darüber bestehen kann, daß sie an allen Stellen des Endokards vorhanden ist. Die dritte Schicht besteht aus groben, dicht gedrängten, elastischen Fasern, zwischen denen schmale Züge von Bindegewebe verlaufen. Besonders im Ventrikel-Endokard liegen die elastischen Elemente so nahe aneinander, daß sie eine starke, scharf hervortretende Lamelle bilden, während sie in den Vorhöfen ein lockereres Gefüge zeigen. Man kann diese Schicht kurzweg als die elastische bezeichnen. Sie geht ohne scharfe Grenze in die nächstfolgende bindegewebig-elastische Schicht über. Diese setzt sich zusammen aus zahlreichen starken elastischen Fasern und dazwischenliegenden groben Bündeln kollagener Fasern. Auf die bindegewebig-elastische Schicht folgt das locker gebaute subendokardiale Gewebe, das dem Perimysium der Vorhof- bzw. Ventrikelmuskulatur entstammt.

Die Herzklappen sind Duplikaturen des Endokards. Das Endokard der Vorhöfe setzt sich fort auf die Vorhoffläche der Segelklappen, dabei an Dicke abnehmend und vereinigt sich am freien Rand der Klappen mit dem endokardialen Überzug der Ventrikelseite, der eine Fortsetzung des Kammerendokards darstellt. Bei den Semilunarklappen erfahren die geschilderten Verhältnisse insofern eine Änderung, als hier nur die Ventrikelseite einen Endokardüberzug aufweist, der vom Kammerendokard stammt, während die Bekleidung der Sinusflächen von der Intima der großen Gefäße (Aorta, Pulmonalis) sich herleitet. An allen Klappen, den arteriellen wie venösen, findet sich zwischen den beiden Endokardblättern eine breite, bindegewebige Platte eingelagert, die gleichsam den Grundstock der Klappe bildet und vom Annulus fibrosus des betreffenden Herzostiums stammt, also nicht zum Endokard gehört. Die Faserringe selbst gehen hervor aus dem Perimysium internum der Ventrikelmuskulatur und stellen die „eigentliche

Sehne" derselben dar (Königer). Man hat diese fibröse Schicht auch als mittlere Klappenschicht bezeichnet, indes ist ihre Lage zu den übrigen Klappenschichten asymmetrisch. In den halbmondförmigen Klappen liegt sie nahe der Sinusfläche, in den Segelklappen nahe der Ventrikelfläche.

### Histologie der halbmondförmigen Klappen.

In Schnitten, die durch die Mitte der Klappen senkrecht zum freien Rand derselben geführt werden, lassen sich von der Sinus- zur Ventrikelseite folgende Schichten unterscheiden:

Als oberste Bekleidung das Endothel, gebildet von einer einschichtigen Lage platter Zellen, die nur an der Stelle, wo der Kern gelegen ist, eine spindelförmige Anschwellung aufweisen. Auf das Endothel folgt die subendotheliale Schicht. Sie besteht aus feinen Bindegewebsfibrillen, sehr zarten horizontal, d. h. parallel zum freien Rand der Klappe verlaufenden elastischen Fasern und spärlichen Zellen. Der bindegewebige Anteil ist an unveränderten Klappen meist nicht erkennbar, während die Hauptmasse der elastischen Fasern in Form einer dünnen, aus punktförmigen dicht aneinander gelagerten Querschnitten bestehenden Grenzlinie, die wir als Sinuselastica bezeichnen wollen, stets deutlich in die Erscheinung tritt. An pathologisch verdickten Klappen ist das Bindegewebe der subendothelialen Zone oft mächtig entwickelt und man kann an geeigneten Objekten die allmähliche Dickenzunahme der sonst überaus zarten Schicht genau verfolgen. Unmittelbar an die Sinus elastica grenzt die fibröse Schicht. Sie besitzt unter allen Klappenschichten die größte Breite. In den Semilunares der Aorta ist sie etwas stärker entwickelt wie in denen der Pulmonalis. Sie wird charakterisiert durch grobe, im allgemeinen horizontal gerichtete Bindegewebsfasern, zwischen denen verhältnismäßig zahlreiche Zellen liegen. Die elastischen Elemente treten in dieser Schicht vollkommen zurück und sind nur in Form feinster Fibrillen nachweisbar. Dieses Aussehen bietet die fibröse Platte in den zarten Klappen jugendlicher Tiere. Im späteren Alter erfährt sie mancherlei Veränderungen, die wegen ihrer Verwandtschaft mit pathologischen Prozessen an anderer Stelle besprochen werden sollen. Unter der fibrösen Schicht liegt die Zwischenschicht, ein Streifen lockeren netzartig gebauten Bindegewebes, das besonders an den Knotenpunkten viele rundliche oder mit Ausläufern versehene Zellen enthält und von zahlreichen meist horizontal verlaufenden, oft zu Bündeln vereinigten elastischen Fasern durchflochten wird. Die genannte Schicht geht hervor aus dem Perimysium des Ventrikelmyokards und gehört, ebenso wie die fibröse Schicht, nicht zum Endokard. Am deutlichsten ausgeprägt erscheint sie an der Basis der

Klappen in dem Winkel, welcher durch das Auseinanderweichen der übrigen Klappenschichten gebildet wird. Hier erreicht diese lockere Gewebsschicht ihre größte Ausdehnung und hier finden sich auch die für sie allein charakteristischen Blutgefäße sowie Fettgewebe. Letzteres habe ich besonders bei älteren Hunden gefunden, aber auch in den zarten Klappen junger ($1/2$, $3/4$ Jahre alter) Tiere gesehen, weshalb ich seinem Vorhandensein keine pathologische Bedeutung beimessen möchte. Die Zwischenschicht wird ventrikelwärts begrenzt von einer Lamelle vorwiegend vertikal, d. h. senkrecht zum freien Rand der Klappe verlaufender elastischer Fasern mittlerer Stärke, dann folgt ein schmaler Streifen zellreichen Bindegewebes mit quer getroffenen elastischen Elementen. Man wird diese Zone wegen ihres Gehaltes an Bindegewebe und elastischer Substanz zu etwa gleichen Anteilen am besten als **bindegewebig-elastische Schicht** bezeichnen. An sie reiht sich die **Hauptelastica** der Klappe, gebildet von groben vertikal gerichteten elastischen Fasern, die sich zu einer festgefügten Lamelle zusammenschließen, so daß die Hauptelastica in Präparaten, die nach dem Weigertschen Verfahren gefärbt wurden, als dicke schwarze Linie auffällt. An pathologisch veränderten Klappen lassen sich die beiden Schichten meist nicht voneinander trennen, selbst unter normalen Verhältnissen ist ihre Unterscheidung nicht immer möglich, im übrigen für die Beurteilung krankhafter Prozesse nebensächlich. Wenn daher bei Erörterung der pathologischen Fälle kurzweg von elastischer Schicht der Ventrikelseite oder Hauptelastica gesprochen wird, so sind darunter stets beide Schichten zu verstehen. Nach außen von der Hauptelastica liegt die **subendotheliale Schicht** der Ventrikelseite. Sie enthält dünne Bindegewebs- und feinste elastische Fibrillen, die bald längs, bald quer getroffen sind und keine regelmäßige Anordnung aufweisen. Zwischen den Fasern liegen relativ zahlreiche große Zellen mit bläschenförmigen Kernen. Die oberste Schicht wird auch hier wieder gebildet vom Endothel. Die eben geschilderte Schichtung ist am deutlichsten ausgeprägt etwa in der Mitte der Klappe, vorausgesetzt, daß der Schnitt genau senkrecht zur Klappenfläche geführt wurde. Nach dem freien Rand zu erleidet der histologische Bau eine Änderung insofern, als die Zwischenschicht sich verliert und die Fasern der fibrösen Schicht einen längs gerichteten Verlauf erkennen lassen. Gleichzeitig nehmen die übrigen Schichten an Dicke ab, so daß die Klappe in der Hauptsache aus der von einer zarten Elastica, der subendothelialen Schicht und dem Endothel bekleideten fibrösen Platte besteht.

Die Noduli sind Verdickungen des Endokards, bestehend aus Bindegewebe und elastischen Fasern, welch letztere eine Auflockerung erkennen lassen, wodurch die Grenze zwischen den einzelnen Schichten verwischt wird.

### Histologie der Segelklappen.

Die nachfolgende Schilderung des mikroskopischen Baues der Segelklappen bezieht sich hauptsächlich auf die Mitralis. Sie wurde deswegen besonders eingehend untersucht, weil sie beim Hunde erfahrungsgemäß am häufigsten erkrankt ist und uns somit späterhin bei Besprechung der pathologischen Veränderungen am meisten beschäftigen wird. Als Material dienten mir zarte Klappen junger ($^1/_2$, $^3/_4$, $1^1/_2$ jähriger) und älterer Tiere, aber auch die pathologischen Objekte wurden oftmals zum Vergleich herangezogen, da sie uns über manche Einzelheiten wertvolle Aufschlüsse liefern, die sich am gesunden Material nur unsicher und mit großen Schwierigkeiten ermitteln lassen.

Das Endokard des Vorhofes geht über auf die Vorhofflächen der Klappen, wobei die elastischen Fasern an Zahl abnehmen und zu einer festgefügten Lamelle zusammenfließen. Die oberste Lage wird auch hier wieder gebildet vom Endothel. Unter diesem liegt die subendotheliale Schicht. Sie baut sich auf aus zarten Bindegewebsfibrillen, wenigen dünnen elastischen Fasern und Zellen. Dann folgt die elastische Schicht (Vorhofelastica, Hauptelastica), ein breites Band quer und längs verlaufender, nur durch schmale Bindegewebszüge getrennter elastischer Fasern, die in der Regel zu einer scharf begrenzten Lamelle sich vereinigen. An die elastische Schicht reiht sich eine eigentümliche lockere Schicht, die Zwischenschicht. Sie entspricht in ihrem Aussehen der gleichnamigen Schicht in den Semilunarklappen und entstammt gleich dieser dem intermuskulären Bindegewebe des Myokards. Sie baut sich auf aus einem zellreichen Reticulum protoplasmatischer Fäden, fibrillärem Bindegewebe und zahlreichen elastischen Fasern. Fernerhin verlaufen in der genannten Schicht die Blutgefäße, wo solche normalerweise vorhanden sind, und muskuläre Elemente. Letztere sind Ausläufer des Vorhofmyokards und erstrecken sich verschieden weit in die Klappen, zuweilen bis zur Mitte derselben, ja sogar bis in den Ursprung der Chordae tendineae konnte ich sie verfolgen. Ihr Verlauf ist horizontal, schräg oder vertikal; je weiter sie in die Klappe vordringen, desto spärlicher und dünner werden sie und stellen dann manchmal nur noch kümmerliche Reste dar, die wegen ihrer Zartheit glatten Muskelfasern zum Verwechseln ähnlich sehen. Doch läßt sich durch die fast ausnahmslos deutlich nachweisbare Querstreifung die Zugehörigkeit zum Myokard leicht beweisen. Ein weiteres Charakteristicum der Zwischenschicht ist das Auftreten von Fettgewebe. Man findet es regelmäßig in den Klappen älterer Tiere in Form kleinerer oder größerer Fettzelleninseln. Die nächste Lage bildet die fibröse Schicht, die auch in den Segelklappen den breitesten Raum einnimmt. Sie ist besonders stark entwickelt an der Basis der Klappen sowie an den Ursprungsstellen der Sehnenfäden, deren Grundlage sie bildet.

Histologisch besteht sie aus dicken längs und quer verlaufenden Bindegewebsfasern, die abwechselnd zu größeren und kleineren Bündeln vereinigt sind und in den Klappen junger Tiere verhältnismäßig viele Zellen enthalten. Elastische Fasern sind in der fibrösen Schicht sehr spärlich vertreten und so zart, daß sie fast nur mit Immersion nachweisbar sind. Die subendotheliale Schicht der Ventrikelseite zeigt, soweit ich feststellen konnte, kein regelmäßiges Verhalten, insofern, als sie in ihrem Verlauf erhebliche Schwankungen ihres Durchmessers erkennen läßt. Sie besteht aus einer myxomatösen (Blaufärbung mit Hämatoxylin!) Grundsubstanz, wenigen zarten Bindegewebs- und elastischen Fasern, sowie Zellen mit protoplasmatischen Ausläufern. Letztere bilden häufig Anastomosen und formieren dadurch ein feines Reticulum. Zwischen subendothelialer und fibröser Schicht ist eine elastische Grenzlamelle (Ventrikelelastica) eingelagert, die im Gegensatz zur elastischen Faserschicht der Vorhofseite nur sehr schwach entwickelt ist. Sie stammt von der Elastica des Ventrikelendokards. Diese tritt als dicker Streifen auf die Basis der Klappen über, um dann rasch dünner zu werden und schließlich ganz zu schwinden bis auf eine feine Lamelle elastischer Substanz, die in der Hauptsache aus dicht aneinander liegenden Querschnitten horizontal verlaufender Fäserchen gebildet wird. Daneben kommen auch längs verlaufende Fasern vor. Dieser zarte Grenzsaum läßt sich, von einigen Unterbrechungen abgesehen, bis an den freien Rand der Klappen verfolgen, wo er in die Elastica der Vorhofseite übergeht. Die oberste Schicht ist wieder das Endothel.

Die eben gegebene Darstellung des mikroskopischen Baues der Segelklappen ist nicht für die ganze Ausdehnung der Klappen zutreffend. Die Schichtung ist am deutlichsten ausgeprägt etwa in der Mitte der Klappensegel. Im basalen Teil wird die Zwischenschicht durch Einlagerung von Muskelfasern sowie Fettgewebe bis auf spärliche Reste verdrängt. Desgleichen schwindet sie gegen den freien Klappenrand zu um allerdings an einigen Stellen wieder aufzutauchen. Die Hauptelastica nimmt randwärts ebenfalls an Breite ab, nur die fibröse Platte bleibt bis an den freien Rand erhalten. Die Sehnenfäden gehen, wie bereits erwähnt, aus der fibrösen Schicht der Klappe hervor und bestehen gleich dieser aus groben Bindegewebsfasern und spärlichen, sehr feinen elastischen Fibrillen; sie besitzen nur eine dünne endokardiale Bekleidung, bestehend aus einer zarten elastischen Schicht, der subendothelialen Schicht und dem Endothel.

### Die Blutgefäßversorgung in den Herzklappen.

Am Schlusse meiner Ausführungen über die normale Histologie des Endokards und der Herzklappen möchte ich noch mit einigen Worten die Blutgefäßversorgung der Klappen erörtern, einmal, da dieselbe vom Standpunkt der vergleichenden Histologie einiges Interesse besitzt, und zweitens deshalb, weil die Besprechung dieser Frage für das Verständnis der entzündlichen Vorgänge an den Herzklappen, die uns späterhin beschäftigen werden, nicht ohne Bedeutung ist.

Die Semilunarklappen fand ich stets gefäßlos. Wenn Gefäße in denselben auftreten, so ist dies ein pathologisches Ereignis. Anders verhält es sich mit den Segelklappen. Bei diesen konnte ich in Übereinstimmung mit den Befunden Coppels[5]) im Aortensegel der Mitralis und im Scheidewandzipfel der Tricuspidalis bei jungen wie bei alten Tieren regelmäßig Gefäße nachweisen. Sie treten als 2—3 kleine Stämmchen in die Klappe ein, um sich dort nach verschiedenen Richtungen zu verzweigen. Die mikroskopische Untersuchung zeigte, daß die genannten Klappensegel im allgemeinen so weit gefäßhaltig sind, als die vom Vorhofmyokard stammenden Muskelfasern in dieselben vordringen. So liegen die Verhältnisse bei älteren Tieren. Bei jugendlichen ($1/_2$jährigen) Individuen wird diese Grenze überschritten. Hier lassen sich die Gefäße bis in die Gegend der Schließungslinie verfolgen, d. h. so weit etwa als die Zwischenschicht, welche unter normalen Verhältnissen die gefäßführende Zone der Klappen darstellt, reicht. Sie bilden dort weite, mit einem Endothel ausgekleidete capilläre Räume, die häufig von dichten Netzen elastischer Fasern umsponnen werden. Es scheint somit, daß das im Jugendalter reichlich entwickelte Gefäßnetz späterhin eine Rückbildung erfährt und nur in den muskulaturführenden Abschnitten der Klappensegel erhalten bleibt.

### VI. Die Blutknötchen in den Herzklappen.

In der human-medizinischen Literatur finden wir diese merkwürdigen Gebilde zum erstenmal erwähnt von Elsässer im Jahre 1844. Späterhin hat sich eine Reihe anderer Autoren mit ihrer Untersuchung befaßt, ohne jedoch die Frage über das Wesen und die Entstehung der Blutknötchen einer befriedigenden Lösung zuzuführen. Von den neueren Untersuchern vertritt Königer[21]) die Ansicht, „daß die Blutsäcke mit den Klappengefäßen in Zusammenhang stehen", mithin als Gefäßektasien anzusehen sind, „die während der Rückbildung der Klappengefäße entstehen". Odinzow dagegen spricht sie zum Teil als echte Blutergüsse ins Klappengewebe an, während Hammes[13]) auf Grund seiner an Serienschnitten gewonnenen Befunde zu dem Schluß kommt, „daß es sich bei den Blutknötchen nur um vom Ventrikellumen aus in die Klappe eindringende Gefäße handeln könne, deren Verlauf durch eine aus irgendwelchen Gründen entstandene cavernomartige Erweiterung unterbrochen wird". „Aus dem regelmäßigen Vorkommen der Klappenknötchen" — führt er weiter aus — „darf man schließen, daß es sich hier um einen ganz regelmäßig vorhandenen Ernährungsweg für die Klappe handelt."

Einen ähnlichen Standpunkt vertritt Wegelin[42]). Nach seiner Anschauung sind „die Blutknötchen nicht als Gefäßektasien aufzufassen, sondern sie entstehen dadurch, daß bei den Atrioventrikularklappen von der Ventrikelseite her und bei den Semilunarklappen von der Seite des Sinus Valsalvae her das Blut in Endothelbuchten und -kanäle hineingepreßt wird."

Bei Kindern bilden diese Klappenknötchen ein ziemlich häufiges Vorkommnis. Luschka[25]) fand die Prominenzen sehr oft an Herzen von Kindern der ersten 12 Lebensmonate, und zwar in gleicher Häufigkeit bei lebend- und totgeborenen. Parrot konstatierte sie in 5% der untersuchten Neugeborenen- und Säuglingsherzen. Fahr sah sie bei totgeborenen wie bei lebendgeborenen Kindern bis zum 6. Monat fast stets. Von da ab in schnell abnehmender Häufigkeit bis zum Ende des 2. Jahres, später nie mehr.

Bei unseren Haustieren sind Blutknötchen, soweit mir bekannt ist, bisher nur an den Herzen von Kälbern, Schlachtschweinen und Schafen gefunden worden. Über die Entstehung dieser Hohlräume sowie über ihren histologischen Bau herrscht zur Zeit noch Unklarheit. Hinsichtlich der an den Herzklappen der Kälber vorkommenden Blutknötchen bin ich auf Grund meiner Untersuchungen zu der Anschauung gekommen, daß es sich dabei um Gefäßektasien handelt, da die blutgefüllten Hohlräume stets eine deutliche Endothelauskleidung erkennen lassen. Doch dies nur nebenbei.

Über das Auftreten von Blutknötchen an den Herzklappen des Hundes berichtet Coppel[5]) im Anschluß an seine Ausführungen über die Gefäßversorgung der normalen Klappe. Allerdings spricht der genannte Autor weder von Blutknötchen noch von Klappenhämatomen, so daß es zweifelhaft ist, ob er die beim Hunde von ihm beobachteten Gebilde mit den an den Klappen der anderen Tierarten auftretenden in Beziehung bringen will. Da jedoch die von ihm gegebene Beschreibung auffallend auf die von mir gefundenen Blutknötchen paßt, will ich es nicht unterlassen, auf seine Darstellung etwas näher einzugehen.

„Bei Hunden, die mit Blausäure vergiftet worden waren", beobachtete nämlich Coppel „als rein zufälligen Befund bis weit in die Randpartie des am Eingang in die Aorta gelegenen Hauptzipfels der Mitralis und des Scheidewandzipfels der Tricuspidalis hinreichend erbsengroße, tief dunkelrote scharf umschriebene rundliche Erhabenheiten, deren Oberflächen glatt und spiegelnd waren. Diese kleinen 1—2 mm hohen Geschwülste waren von weicher Konsistenz, zeigten bei der Betastung mit der Sonde deutliche Fluktuation und ließen beim Durchschneiden des sie überziehenden dünnen Häutchens eine geringe Menge einer blutigen Flüssigkeit entleeren. Die mikroskopische Untersuchung ergab, daß es sich um frische Blutextravasate handelte, die von den Gefäßen der Nachbarschaft ausgegangen sein mußten und ihren Inhalt in die nach dem Vorhof gelegenen Gewebsspalten zwischen subendothelialer Vorhofschicht und Grundlamelle (fibröser Platte) entleert hatten."

Während meine makroskopischen Befunde mit den Angaben Coppels übereinstimmen, bin ich bei der histologischen Prüfung zu einem widersprechenden Resultat gelangt, weshalb ich auf die Ergebnisse meiner eigenen Untersuchungen und daran anschließend auf die Frage über das Wesen und die vermutliche Entstehung der sog. Klappenhämatome im folgenden näher eingehen möchte.

Makroskopisch erscheinen die Blutknötchen als kleine stecknadelkopf- bis hanfkorngroße schwarzrote rundliche Erhabenheiten, die in Einzahl oder zu mehreren auf der Vorhofseite — und zwar stets auf dieser — der Segelklappen gelegen sind und vom Endokard überkleidet werden. Ich fand sie ausschließlich bei jungen Tieren (bis zu $2^1/_2$ Jahren), und zwar besonders im Scheidewandzipfel der Tricuspidalis, viel seltener an der Mitralis, einmal auch an einem Sehnenfaden des rechten Herzens; an den Semilunares kamen sie mir niemals zu Gesicht. Jedoch dürfte kein Zweifel darüber bestehen, daß die Blutknötchen ähnlich wie beim Menschen auch beim Hunde gelegentlich an den Semilunares auftreten können. Nur sind sie dort anscheinend weitaus seltener, so daß sie nur bei einem sehr umfangreichen Sektionsmaterial zur Beobachtung gelangen.

Histologisch erwiesen sich die Blutknötchen als rundliche, scharf begrenzte, glattwandige Hohlräume, welche mitunter mehrere kleine Ausbuchtungen erkennen lassen. Sie sind mit einem deutlich nachweisbaren Endothel ausgekleidet und bergen im Innern teils gut erhaltene rote und weiße Blutkörperchen, teils eine aus Erythrocyten, Fibrin und Blutpigment bestehende Detritusmasse. Im letzteren Falle handelt es sich wohl um ältere, in Rückbildung begriffene Cysten. An diesen sieht man auch die Endothelzellen mit Pigmentkörnchen beladen. Die Blutknötchen liegen stets oberhalb, d. h. vorhofwärts von der fibrösen Platte, und zwar zwischen dieser und dem eigentlichen Vorhofendokard in der als Zwischenschicht bezeichneten Zone. Letztere enthält stets Gefäße in wechselnder Menge, aber keine Blutextravasate in den Spalten des Gewebes. Eine Kommunikation der Blutsäckchen mit der Herzhöhle vermochte ich trotz Anfertigung zahlreicher Serienschnitte nicht nachzuweisen; hingegen gelang es in einem Fall einwandfrei Gefäßektasien festzustellen und damit der Lösung der Frage nach der Entstehung der Blutcysten näherzukommen. In dem infolge myxomatöser Degeneration des Bindegewebes stark verdickten Scheidewandzipfel der Tricuspidalis eines zweijährigen Hundes fand ich auf Schnitten zwei größere blutgefüllte mit einem Endothel ausgekleidete Hohlräume. Der eine derselben lag nahe der Oberfläche der Klappe, während der zweite seinen Sitz in der Tiefe der von vielen Gefäßen durchzogenen Zwischenschicht hatte. Durch Serienschnitte konnte ich feststellen, daß dieser letztere Hohlraum durch einen schmalen Kanal mit einer zweiten, ebenso geformten Bluthöhle in Verbindung stand. Der hierdurch entstehende, in seiner Form etwa mit einem Zwerchsack zu vergleichende Raum ist im Grunde genommen nichts wie eine an zwei Stellen sackartig erweiterte Capillare. Eine Verbindung derselben mit der Herzhöhle war nicht nachzuweisen, jedoch fanden sich in ihrer nächsten Umgebung mehrere Haargefäße, von denen einige bereits stark erweitert erschienen.

Histologische Untersuchungen über Endokarditis beim Hunde usw. 235

Aus dem Gesagten geht hervor, daß es sich bei den Blutknötchen nicht um Blutergüsse ins Klappengewebe, sogenannte Klappenhämatome handelt, sondern um Gefäßektasien. Ihr Auftreten in der gefäßführenden Zwischenschicht der Klappe, der Nachweis von Blutgefäßen in der Umgebung der Cysten sowie das Fehlen einer Verbindung der letzteren mit der Herzhöhle berechtigt zu der Annahme, daß wir es hier mit Überbleibseln ehemaliger Gefäße zu tun haben, welche bei der Rückbildung derselben entstehen, und zwar, wie es aus dem zuletzt beschriebenen Befund hervorgeht, durch sackartige Erweiterung einzelner Gefäßabschnitte. Man kann sich die Entwicklung derartiger Ektasien in der Weise vorstellen, daß Teile des abführenden Gefäßnetzes obliterieren, während die zuführenden Äste noch in Funktion bleiben. An den Stellen, wo der Blutstrom sich verlangsamt und staut, muß es naturgemäß zu einer Erweiterung der Gefäßchen kommen, die dann, nach Rückbildung der Vasa afferentia, noch längere Zeit als blutgefüllte endothelbekleidete Cysten erhalten bleiben.

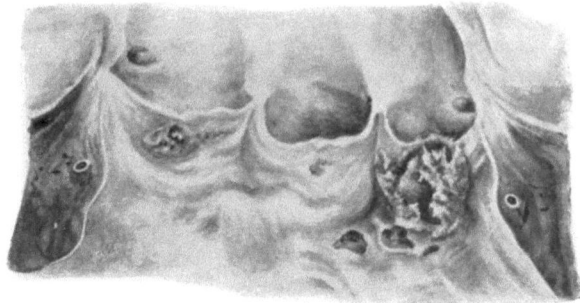

Abb. 1.

## V. Endocarditis mycotica.

Unter diesem Begriff sind diejenigen Fälle entzündlicher Erkrankung des Endokards zusammengefaßt, welche durch massenhafte Ansiedlung von Bakterien gekennzeichnet sind, im Gegensatz zur Endocarditis simplex (Königer), bei welcher mikroskopisch keine Bakterien aufgefunden werden oder nur so vereinzelt, daß ihre ätiologische Bedeutung an dem vorliegenden Prozeß durchaus zweifelhaft erscheint.

Fall 1. Der nachstehend beschriebene Fall stammt von einem alten Jagdhund.

Einen ausführlichen Obduktionsbefund konnte ich leider nicht erhalten, desgleichen fehlt der genaue Herzbefund, da mir nur ein Teil des Herzens überwiesen wurde. Ich muß mich daher auf die Beschreibung dieses Abschnittes beschränken.

Makroskopischer Befund (siehe Abb. 1)*): Die halbmondförmigen Klappen erscheinen geringgradig verdickt. Auf der linken hinteren Klappe unterhalb des Nodulus Arantii ein stecknadelkopfgroßes Gerinnsel. Die rechte hintere Klappe trägt auf der Ventrikelseite eine flache, graurote Auflagerung von etwa

---

*) Mit Ausnahme der Photogramme 5, 7, 9 und 10 sind sämtliche Abbildungen nach Originalpräparaten vom Verfasser gezeichnet.

Linsengröße. Zu beiden Seiten derselben — im Verlauf der Schließungslinie — feine, sandkornartige Beläge. Die Sinusfläche der Klappe läßt an einer dem Sitz der vorgenannten Auflagerung entsprechenden Stelle eine leicht vertiefte Rauhigkeit erkennen, die von feinen Körnchen eingesäumt erscheint (Ulcus). Am schwersten verändert ist die vordere Semilunaris. Sie zeigt einen mächtigen Riß, der von der Mitte des freien Randes bis zur Basis reicht. Die Rißränder sind nach der Herzhöhle zu aufgeworfen und werden von grauroten, zerfressen aussehenden, mürben Gerinnungsmassen bedeckt, welche die Perforationsöffnung kranzartig umgeben. Das parietale Endokard läßt in dem von den Ansatzlinien der vorderen und linken hinteren Aortenklappe gebildeten Winkel zwei kleine, rundliche Geschwüre erkennen. Ihre Ränder sind uneben, wie angenagt, das Endokard ist bis auf die Muskulatur zerstört, der Geschwürsgrund mit rötlichen, feinkörnigen Gerinnseln bedeckt. Auf der Vorhoffläche des großen Mitralissegels, das im Prä-

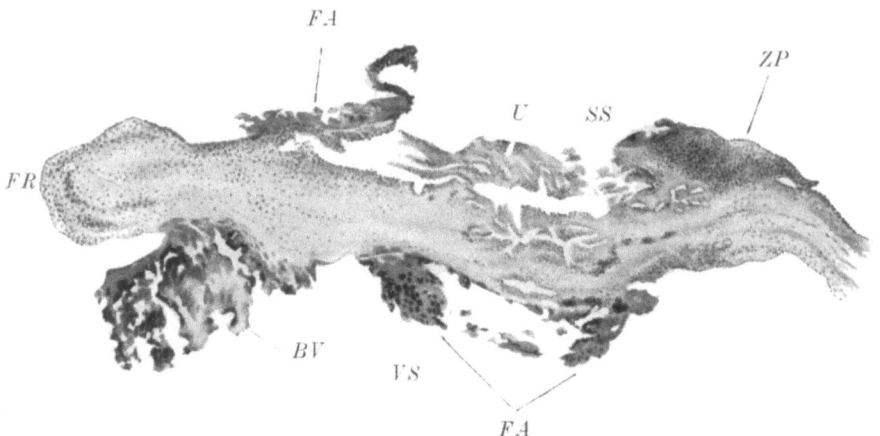

Abb. 2. Endoc. mycotica, Fall 1. Längsschnitt durch die rechte hintere Aortenklappe. Färbung: Hämatoxylin - Eosin - Methylenblau. $VS$ = Ventrikelseite, $SS$ = Sinusseite, $FR$ = freier Rand der Klappe. $FA$ = fibrinöse Auflagerungen, von Kokkenrasen besiedelt. $BV$ = bindegewebige Verruca, von kokkenhaltigen Fibringerinnseln eingehüllt. $U$ = Ulcus; im Bereiche desselben ist die Klappe von zahlreichen Spalten zerklüftet und nekrotisch. Überall im Verlaufe der Spalten dichte Kokkenanhäufungen. Zu beiden Seiten des Ulcus lebhafte Zellwucherung im Gewebe der Klappe, besonders stark an der Basis bei $ZP$. Vergröß. 20 (Leitz, Präpariermikroskop).

parat zum Teil erhalten war, im Bild aber weggelassen ist, eine rotgelbe, etwa hanfkorngroße Auflagerung, die mit der Unterlage fest verlötet erscheint; unweit davon zwei kleine, gelbgefärbte subendothelial gelegene Knötchen (Eiterherde) und Ekchymosen. Die Aortenintima und der Herzmuskel lassen, soweit sie vorhanden sind, makroskopisch keine Veränderungen erkennen.

Histologischer Befund: 1. An den Semilunares der Aorta: Schnitte durch die rechte hintere Aortenklappe, senkrecht zum freien Rand und durch die Mitte der Auflagerung; Färbung: Hämatoxylin, Eosin-Methylenblau. (Siehe Abb. 2.)

Wie man auf Grund des makroskopischen Befundes erwarten konnte, sind die histologischen Veränderungen sehr schwerer Natur. Die im marginalen Abschnitt zum größten Teil kernlose, durch ausgedehnte Spalten zerklüftete und von Auflagerungen bedeckte Klappe bietet auf den ersten Anblick ein Bild tiefgreifender Zerstörung, das in der Anwesenheit zahlreicher Kokken, welche das Klappengewebe und die Auflagerungen durchsetzen, seine kausale Erklärung findet.

Bei der Beschreibung der feineren Veränderungen beginnen wir zweckmäßig mit der Betrachtung der Ventrikelseite. Diese wird in einer Ausdehnung von 4 mm von fibrinösen Auflagerungen bedeckt, die vom freien Rande der Klappe bis gegen ihre Mitte reichen. Sie bestehen aus mehreren aneinandergereihten Fibrinklümpchen, die durch oberflächliche Brücken locker verbunden sind und dadurch makroskopisch eine zusammenhängende Masse vortäuschen. Die Beläge lassen überall deutliche Schichtung erkennen und zeigen im Innern ein ziemlich kompaktes Gefüge, während die Randpartien durch das Vorhandensein von Rissen und kleinen lose anhaftenden Gerinnseln ein zackiges zerfressenes Aussehen darbieten. Zellige Beimengungen fehlen, hingegen finden sich überaus große Mengen von Kokken, die bald als staubartiger Belag die Spalten des Fibrins besiedeln, bald in Form rundlicher Rasen in den Hohlräumen der Grundmasse lagern. Sie zeigen meist eine intensive satte Färbung, nur an den Stellen, wo Auflagerung und Gewebe sich berühren, erscheinen manche Rasen in einem verwaschen blauen oder rotvioletten Kolorit und lassen ihre Zusammensetzung aus einzelnen Kokken nicht mehr deutlich erkennen. Diese verminderte Färbbarkeit scheint darauf hinzuweisen, daß die Mikroorganismen hier den bacterieiden Kräften des Organismus unterlegen und zugrunde gegangen sind. Die Grenze des Fibrins gegen das Gewebe ist teils scharf ausgeprägt, teils ist der Übergang ein fließender In letzterem Falle kann man beobachten, wie das Fibrin an seiner Basis sich in ein System von Fäden auflöst, die miteinander anastomosieren und unmittelbar in die auseinandergedrängten, gequollenen Bindegewebsfasern sich fortsetzen.

Besonderes Interesse erweckt eine „Auflagerung", die nahe dem freien Rand sitzt und durch stellenweise hellere Färbung auffällt. Bei genauerer Untersuchung erkennt man im Innern der sonst durchaus fibrinähnlichen Masse blaßrote Fasern, die teils gut erhalten, teils in Körnchen zerfallen sind, daneben wenige geschrumpfte, schlecht färbbare Zellen. Ein Zusammenhang dieser Fasern mit dem Mutterboden läßt sich nicht nachweisen, da an der Basis der Efflorescenz die Bakterien besonders reichlich vorhanden sind. Nur die Färbung auf elastische Fasern ergibt einen positiven Befund. Das Weigertpräparat zeigt ein dichtes Gewirr feiner elastischer Fibrillen, die aus der Klappe in senkrechter Richtung bis an die Oberfläche der „Auflagerung" emporsteigen. Damit ist der Beweis erbracht, daß es sich hier nicht um eine echte thrombotische Auflagerung handelt, sondern um eine ältere bindegewebige Verruca, — wahrscheinlich um den verdickten Nodulus Arantii —, welche unter der Wirkung der Bakterien der Nekrose anheimgefallen und schließlich in dem sie umhüllenden Fibrin gleichsam verschwunden ist. Wie sich durch spezifische Färbverfahren nachweisen ließ, finden sich jedoch die fibrinösen Massen nur an der Oberfläche der Verruca, während ihre Hauptmasse aus Bindegewebe und elastischen Fasern besteht. Die fibrinöse Durchtränkung dieser Gewebsbestandteile ist indes eine so weitgehende, daß es schwierig ist, die beiden Komponenten zu trennen.

Die Klappe selbst ist, soweit sie von Auflagerungen bedeckt wird, auf dem ganzen Durchschnitt nekrotisch. Nur auf der Ventrikelseite sieht man vereinzelte blaß gefärbte Zellen, die einen undeutlich konturierten Kern enthalten. Ungeheure Mengen von Kokken durchsetzen das Gewebe, teils als feiner staubförmiger Belag, teils zu dicken Wolken zusammengeballt. Besonders die erweiterten Lymphräume sind reichlich mit Bakterien besiedelt und man hat den Eindruck, als ob dies die Wege wären, auf denen die Infektionserreger vorgedrungen sind und sich im Gewebe verbreitet haben. Die Sinusfläche ist in großer Ausdehnung ulceriert und von tiefen Spalten zerklüftet. Offenbar sind hier die Auflagerungen samt den darin eingebetteten Kokkenhaufen und Teilen des toten Gewebes durch den Blutstrom losgerissen und fortgeschwemmt worden. Dafür spricht auch der

Umstand, daß an den Rändern des Geschwürs noch thrombotische Massen sitzen, die zum Teil samt einem Streifen der obersten Gewebsschicht von der Unterlage abgehoben sind, um im nächsten Augenblick wohl ganz abzubröckeln und hinweggespült zu werden. (Siehe Abb. 2.)

In der Umgebung des von der Nekrose betroffenen Abschnittes der Klappe beobachtet man die Zeichen lebhafter entzündlicher Reaktion. Dieselbe äußert sich hauptsächlich in der Vermehrung der fixen Bindegewebszellen, während die leukocytäre Infiltration nur ganz mäßig entwickelt ist. Der Grund für die geringe Beteiligung der hämatogenen Wanderzellen an den reaktiven Vorgängen dürfte darin zu suchen sein, daß die Klappe verhältnismäßig arm an Gefäßen ist und die vorhandenen Gefäße meist zerstört sind.

Andererseits muß man aber auch an einen leukocytenlähmenden Einfluß von seiten der Bakterien denken. Die Vermehrung der fixen Bindegewebszellen betrifft vor allem die subendotheliale Schicht, und zwar sowohl der Ventrikel- wie der Sinusseite. Die fibröse Schicht ist im basalen Abschnitt der Klappe kernarm und hyalin entartet. In der marginalen Klappenhälfte ist sie gleich den übrigen Schichten kernlos und nekrotisiert. Das Verhalten der elastischen Fasern bietet wenig Auffallendes. Die dünne Platte horizontal verlaufender Fäserchen auf der Sinusseite der Klappe ist durch Verdickung der subendothelialen Schicht in die Tiefe gedrängt, jedoch gut erhalten und deutlich färbbar. Die Ventrikelelastica ist aufgelockert, aber überall gut färbbar. An der Grenze gegen die Zwischenschicht bildet sie eine zusammenhängende Lamelle, die man bis an den freien Rand verfolgen kann. In Präparaten, die mit Hämatoxylin-Eosin gefärbt sind, sieht man im Verlauf der sonst zartrosa tingierten elastischen Fasern längere oder kürzere rotviolett gefärbte Stücke eingeschaltet, die durch größere Dicke und eine unregelmäßige zackige Beschaffenheit ihrer Oberfläche auffallen. Die Betrachtung mit Immersion zeigt, daß die elastischen Fasern im Bereich der verändert aussehenden Abschnitte in kleine Körnchen zerfallen sind. Es handelt sich demnach um die als körnige Degeneration bezeichnete Veränderung des elastischen Gewebes.

2. Am großen Mitralissegel. Die Untersuchung von Horizontalschnitten durch die ganze Breite der Klappe in der Höhe der Auflagerung ergibt folgendes Bild:

Der mittlere Teil der Klappe wird von einem ziemlich umfangreichen auf der Oberfläche glatten Thrombus eingenommen, der mit breiter Basis dem Gewebe aufsitzt. Er besteht aus geschichtetem Fibrin, das stellenweise große mit Leukocyten gefüllte Spalten aufweist. Bei Anwendung von Bakterienfärbungen erkennt man mehrere kleine satt gefärbte Kokkenrasen, die besonders an der Oberfläche der Auflagerung sitzen, während in den tieferen Schichten und in dem unmittelbar an die Auflagerung grenzenden Gewebe der Klappe Bakterien nicht nachweisbar sind. Hier findet sich lediglich eine starke leukocytäre Infiltration, durch welche jegliche Schichtung verwischt wird. Die Vorhofelastica, die sonst als scharf begrenzte Lamelle hervortritt, ist in viele kleine Bruchstücke zerfallen, die weit zerstreut im Gewebe liegen. In der der Zwischenschicht entsprechenden Zone finden sich Längs- und Querschnitte außergewöhnlich weiter, dünnwandiger Blutgefäße, in ihrer Umgebung dichte Anhäufungen von Leukocyten und roten Blutkörperchen. Letztere bilden stellenweise ausgedehnte hämorrhagische Infiltrate, die, begleitet von dünnen Zügen weißer Zellen, bis in die fibröse Schicht hinabreichen.

Die subendotheliale Schicht der Ventrikelseite zeigt keine Abweichungen von der Norm.

Die makroskopisch auf der Vorhoffläche der Klappe als kleine Knötchen erkennbaren Abscesse erscheinen als leukocytengefüllte Hohlräume, die in Form einer kegelförmigen Öffnung nach der Vorhofseite durchbrechen. Bakterien sind im Inneren der Abscesse nicht nachweisbar.

**Fall 2.** Rattenpinscher, ca. 12jährig.

**Sektionsbefund:** Cystisches Carcinom der Thyreoidea mit multiplen Metastasen in den retropharyngealen und periaortitischen Lymphdrüsen, in den Lungen und Nieren. Endocarditis chronica fibrosa und recurrens verrucosa der Mitralis.

**Herzbefund:** Aortensegel der Mitralis in der marginalen Hälfte verdickt, auf der Vorhoffläche glatte Erhabenheiten, Schließungslinie leistenartig vorspringend. An einer Stelle derselben eine gelbrote weiche Auflagerung von etwa Hanfkorngröße. Kleines Mitralissegel gleichfalls verdickt, die Schließungslinie springt als scharfer Kamm vor und ist mit kleinsten gelblichweißen sandkornartigen Auflagerungen bedeckt. Segelklappen des rechten Herzens und Semilunares ohne Besonderheiten.

**Histologischer Befund:** Längsschnitte durch das große und kleine Mitralissegel. Färbung nach Assmann bzw. Gram. Die Klappe läßt im basalen Abschnitt deutliche Schichtung erkennen, das Endothel ist überall erhalten, die subendotheliale Schicht der Vorhofseite erscheint verdickt, die Vorhofelastica aufgelockert. Zwischen ihren auseinandergedrängten Lamellen liegen häufig Leukocyten und Plasmazellen. Sie entstammen wohl den in der darunter gelegenen Zwischenschicht enthaltenen Capillaren. Die übrigen Schichten zeigen nichts Abweichendes. Etwa von der Mitte der Klappe ab macht sich eine zunehmende Verbreiterung der subendothelialen Vorhofschicht bemerkbar. Der Endothelbelag fehlt hier in größerer Ausdehnung. Die Zellen der gewucherten subendothelialen Schicht zeigen degeneratives Aussehen. Sie färben sich mit Hämatoxylin schmutziggrauviolett, ihre Kerne sind unscharf begrenzt, schattenhaft, mitunter überhaupt nicht erkennbar. Die Bindegewebs- und elastischen Fasern sind noch gut erhalten An anderen Stellen bemerkt man kleine mit feinkörnigen Fibrinbelägen besetzte Erosionen und Nekroseherde in der subendothelialen Schicht. Sowohl in den Fibrinmassen wie in der Umgebung der Nekroseherde finden sich Ansammlungen kleinster Körnchen, die sich bei Bakterienfärbung als grampositive Kokken erweisen. Sie erscheinen zuweilen zu kurzen Ketten gereiht. Das Gewebe ist an dieser Stelle stark mit Eiterzellen infiltriert. Kurz vor der Schließungslinie trifft man auf eine kegelförmige Verruca. Sie besteht aus einem zellarmen fibrillären Bindegewebe und elastischen Fasern. Ihre Oberfläche ist von einer Reihe thrombotischer Auflagerungen bedeckt. Die kleineren derselben sind frei von zelligen Beimengungen, während man in den Spalträumen der größeren Thromben langgestreckte rautenförmige Zellen vorfindet. Mit Hilfe spezifischer Färbemethoden lassen sich auch Bindegewebs- und elastische Fasern im Inneren des Fibrins nachweisen. Es ist also hier ein Teil der bindegewebigen Verruca in der Thrombenmasse sozusagen aufgegangen. Im Grampräparat sieht man große Mengen von Kokken sowohl in den Auflagerungen als auch im Gewebe der Verruca selbst. An den Stellen, wo fibrinöse Niederschläge fehlen, überziehen die Kokken als feiner Saum die Oberfläche des Wärzchens und man hat den Eindruck, als ob die Mikroorganismen hier in den abgestorbenen Endothelzellen lägen. Dicht vor der eben geschilderten bindegewebigen Wucherung — im Bereich der Schließungslinie — sitzt ein fibrinöses Gerinnsel von 1,5 mm Breite und 2,5 mm Höhe. Dasselbe besteht aus blättrig bzw. netzartig gebautem Fibrin, in dessen Spalten Blutplättchen und rote Butkörperchen liegen. Außerdem findet man an verschiedenen Stellen kleine satt gefärbte Kokkenhäufchen. Sie sind besonders an der Peripherie und der Basis des Thrombus in größerer Anzahl zu finden. Der an den Thrombus grenzende Abschnitt des Klappengewebes zeigt in seiner obersten Schicht eine schmale, nekrotische Zone, die reichlich Kokken enthält. In der Umgebung des Nekroseherdes macht sich eine starke leukocytäre Infiltration bemerkbar, welche weit in die Tiefe reicht und sich sogar bis zur Ventrikelfläche der Klappe verfolgen läßt. Die elastischen Fasern sind überall gut erhalten, nur in der bindegewebigen Verruca zeigen sie schlechte Färbbarkeit, Quellung und körnigen Zerfall.

Die Untersuchung des kleinen Mitralissegels ergibt einen ähnlichen Befund. Die Nekrose beschränkt sich hier auf das Endothel bzw. einen dünnen von Kokken besiedelten Streifen der subendothelialen Schicht. In der Umgebung der nekrotischen Zone findet man zellige Infiltration und Fibroblastenwucherung. Auflagerungen fehlen oder sind nur in Form ganz kleiner bakterienhaltiger Gerinnsel nachweisbar.

Fall 3. Bei diesem Fall verfüge ich lediglich über den Herzbefund. Darüber ist folgendes zu erwähnen:

Linker Ventrikel erweitert, dabei ziemlich dickwandig (exzentrische Hypertrophie). Aortenklappen nicht schlußfähig, stark verdickt und zusammengeschrumpft. Auf ihren Ventrikelflächen sitzen graurote, teils glatte, teils rauhe, ziemlich feste Auflagerungen, die bis zu $1/_2$ cm Höhe erreichen und, am freien Klappenrand beginnend, sich über einen großen Teil des Endokards ausdehnen. Die kraniale Klappe ist ventrikelwärts umgebogen und in der Gegend des Nodulus Arantii mit der Kammerwandung fest verwachsen. Das Endokard des Ventrikelseptums zeigt unterhalb des Ostium aorticum diffuse milchige Trübung sowie flache Schwielen von weißlicher Farbe. Die Mitraliszipfel sind geringgradig verdickt, jedoch glatt und glänzend; an verschiedenen Stellen kleine Ekchymosen. Tricuspidalissegel an den Rändern leicht verdickt, sonst ohne Besonderheiten. Pulmonalklappen zart und durchscheinend, Herzmuskel makroskopisch frei von Veränderungen.

Histologischer Befund: Längsschnitte durch eine der mit Auflagerungen bedeckten Aortenklappen. An Schnitten, die mit Weigerts Resorcinfuchsin gefärbt sind, fällt vor allem eine erhebliche Verbreiterung der subendothelialen Schicht der Ventrikelseite auf. Die verdickte Schicht ist zellreich und enthält an verschiedenen Stellen Querschnitte von Capillaren. In der marginalen Klappenhälfte erhebt sie sich zu kleinen Verrucae, die als breite kegelförmige Auswüchse oder schmale zottenartige Gebilde die Klappenoberfläche überragen. Sie bestehen aus einem faserarmen Fibroblastengewebe, dessen langgestreckte Zellen vielfach steil gegen die Oberfläche gerichtet sind. Die dort liegenden Deckzellen sind auffallend groß, dicht gelagert und lassen zuweilen eine zylinderepithelartige Anordnung erkennen. Die Vorhofelastica erscheint aufgelockert und gewuchert. Die tiefere, der Zwischenschicht entsprechende Gewebslage enthält weitlumige blutgefüllte Capillaren und zahlreiche pigmentbeladene (siderofere) Zellen mit rundlichen oder verästelten Plasmaleibern, welch letztere mitunter durch lange Ausläufer mit anderen Zellen anastomosieren und so ein zierliches Netz pigmentierter Fäden bilden. Die Randpartie der Klappe wird von einer 3 mm breiten und 6 mm hohen Auflagerung eingenommen. Dieselbe besteht aus deutlich geschichtetem Fibrin, Blutplättchen sowie roten und weißen Blutzellen und enthält im Inneren in großer Menge Bakterien (grampositive Kokken), die zu rundlichen Rasen angehäuft sind. Manche der letzteren zeigen schlechte Färbbarkeit, als ob in ihnen die Kokken abgestorben wären. In einigen Schnitten findet man auch violett gefärbte Kalkschollen in der Umgebung der Kokkenherde. Die Mikroorganismen durchsetzen die ganze Auflagerung und dringen auch bis in das Gewebe der Klappe vor. Man findet sie jedoch nur in der obersten Schicht, niemals in den tiefen Zonen. Das Gewebe selbst zeigt das Bild der hyalinen Nekrose und ist unscharf gegen die Auflagerung abgegrenzt. Überall sieht man Faserbündel in die fibrinöse Masse aufsteigen und mit derselben verschmelzen, so daß es zuweilen schwer zu sagen ist, was noch zum Gewebe der Klappe gehört und was als Fibrin zu gelten hat. An anderen Stellen sieht man eine lebhafte Wucherung von Bindegewebszellen, die senkrecht gegen die Auflagerung emporwachsen. Die subendotheliale Schicht der Sinusfläche ist im Randteil der Klappe mächtig verbreitert und besteht aus einem zellreichen Bindegewebe, das von Leukocyten und neugebildeten Capillaren durchzogen wird. Letztere erscheinen teils als solide Zellstränge, teils als weite, mit Endothelien ausgekleidete Hohlräume.

## Zusammenfassung.

Die Endocarditis mycotica (ulcerosa, bacteritica maligna) gehört zu den selteneren Befunden am Herzen des Hundes. So sind z. B. nach einer in der Kopenhagener Klinik[16]) aufgestellten Statistik bei 3240 Hunden nur 13 Fälle von ulceröser Endokarditis zur Beobachtung gekommen. Bei der Sektion waren gewöhnlich die Aortenklappen oder die Mitralissegel oder beide gleichzeitig erkrankt, seltener die Tricuspidalis und die Pulmonalklappen. Ich selbst fand bei einer Gesamtzahl von ca. 80 Hundeherzen, die ich zu sezieren Gelegenheit hatte, nur die drei vorstehend beschriebenen Fälle. Sie betrafen ausschließlich die Klappen des linken Herzens, und zwar in einem Fall die Semilunares und Segelklappen gleichzeitig, einmal die Mitralis und einmal die Semilunares allein. In zwei Fällen (Fall 1 und 2) handelt es sich um frische Prozesse auf dem Boden chronisch verdickter Klappen, während Fall 3 ein weiter vorgeschrittenes Stadium einer anscheinend primär entstandenen mykotischen Endokarditis darstellt.

Das auffälligste makroskopische Merkmal, welches allen drei Fällen gemeinsam ist, ist die Anwesenheit thrombotischer Auflagerungen. Dieselben sitzen an den halbmondförmigen Klappen auf der Ventrikel-, an den Segelklappen auf der Vorhoffläche, und zwar hauptsächlich im Bereich der Schließungslinie bzw. zwischen dieser und dem freien Rand, können sich aber auch über eine größere Fläche der Klappe ausdehnen und sogar auf der gegenüberliegenden Klappenfläche (Sinusseite der Semilunares im Fall 1) in die Erscheinung treten. Ihre Farbe ist graugelb, graurot oder infolge Anhaftens frischer Blutgerinnsel hochrot. Die Oberfläche rauh, wie zernagt oder auch glatt, die Konsistenz elastisch derb oder zunderartig mürbe. Sie erscheinen bald als kleine eben noch erkennbare sandkornartige Rauheiten, bald als stecknadelkopf- bis linsengroße, rundliche bzw. flache Gerinnsel oder auch als hochragende polypöse Auswüchse (Fall 3). Wichtige Merkmale der mykotischen

Endokarditis sind die Anwesenheit von Geschwüren im Endokard und die im Anschluß daran sich entwickelnden Perforationen der Klappen. Geschwürsbildung wurde nur in einem Falle beobachtet, und zwar in Form einer leicht vertieften rauhen Stelle auf der Sinusfläche einer Aortenklappe, ferner auf dem parietalen Endokard. Der gleiche Fall bot auch das seltene Vorkommnis einer Klappenperforation. Die Geschwürsbildung galt, besonders in der Humanmedizin, von jeher als das Hauptcharakteristicum der mit Bakterienansiedelung einhergehenden Entzündungen des Endokards und man hatte sich infolgedessen daran gewöhnt, alle derartigen Fälle unter dem Begriff der Endocarditis ulcerosa zusammenzufassen. Indes ist, wie aus den Beobachtungen Jensens hervorgeht und auch die drei vorstehend beschriebenen Fälle beweisen, die Ulceration kein regelmäßiges Vorkommnis und somit nicht das Wesentliche des Prozesses, sondern eine zufällige, von der Intensität und der Ausbreitung der bakteriellen Infektion abhängige Erscheinung. Aus diesem Grunde glaubte ich der Bezeichnung Endocarditis mycotica den Vorzug geben zu müssen. Außer den genannten Veränderungen kommen noch zur Beobachtung Eiterherde als kleine, trübgelbe Knötchen und Ekchymosen.

## VI. Endocarditis chronica (simplex).

Die durch entzündliche Gewebsneubildung verursachten Verdickungen des Endokards, insbesondere der Herzklappen, zählen zu den häufigen Vorkommnissen am Herzen des Hundes. Ich fand von ca. 80 untersuchten Hundeherzen 20 mit chronischer Endokarditis behaftet. Es ist mir daher nicht verständlich, wie Coppel[5]) bei einem Material von ca. 1000 (!) Hunden nur drei ausgesprochene Fälle von Endocarditis chronica valvularum feststellen konnte. Während die genannten Krankheitszustände entsprechend ihrer Häufigkeit hinsichtlich der sie charakterisierenden makroskopischen Merkmale ziemlich eingehend beschrieben worden sind[20]), haben die denselben zugrunde liegenden histologischen Veränderungen nur in geringem Maße das Interesse der Pathologen gefunden. Von den neueren Untersuchern hat sich lediglich Coppel[5]) mit der Histologie der chronischen Endokarditis näher beschäftigt und an der Hand dreier Fälle eine ausführliche Darstellung der dabei auftretenden Gewebsveränderungen gegeben. Allerdings handelte es sich dabei um weiter vorgeschrittene Stadien, die außerdem durch hyperplastische Vorgänge und Thrombenbildung kompliziert waren.

Nachstehend lasse ich die Beschreibung der von mir untersuchten 11 Fälle folgen:

Die Beteiligung der einzelnen Herzostien an der Erkrankung ist aus der hier gegebenen Zusammenstellung ersichtlich.

Mitralis, Tricuspidalis und Endokard des linken Vorhofs . . 2 Fälle
„ und Endokard des linken Vorhofs . . . . . . . . 2 „
„ und Tricuspidalis . . . . . . . . . . . . . . . . 3 „
„ allein . . . . . . . . . . . . . . . . . . . . . 2 „
„ und Aortenklappen . . . . . . . . . . . . . . . 1 Fall
„ und Pulmonalklappen . . . . . . . . . . . . . . 1 „

Danach war am häufigsten erkrankt die Mitralis (11 mal), weniger häufig die Tricuspidalis (5 mal) und das Endokard des linken Atrium (4 mal), selten die Aorten- und die Pulmonalklappen.

Diese Feststellungen stimmen im großen und ganzen überein mit den von Jensen gemachten Beobachtungen. Er fand unter 13 Fällen von chronischer Endokarditis der Klappen erkrankt:

5 mal die Mitralis,
4 mal die Mitralis und Tricuspidalis,
2 mal die Tricuspidalis allein,
1 mal die Aortenklappen,
1 mal die Aortenklappen und Mitralis [zit. nach [30])].

Fall 1. Setter, ca. 10 jährig. Der hier an erster Stelle beschriebene Fall ist aus einem zweifachen Grunde von Interesse: Einmal rein äußerlich betrachtet durch das Vorhandensein einer frischen thrombotischen Auflagerung auf einer anscheinend chronisch verdickten Klappe, andererseits aber besonders deshalb, weil er, wie sich bei der Erörterung des histologischen Befundes ergeben wird, wertvolle Aufschlüsse liefert über die Ursachen und den Werdegang der entzündlichen Gewebswucherung im Endokard.

Sektionsbefund: Carcinom der Schilddrüse mit Metastasen in den Nieren, chronische parenchymatöse Nierenentzündung, chronische fibröse Endokarditis der Mitralis mit frischer Auflagerung, chronische fibröse Endokarditis der Tricuspidalis.

Herzbefund: Äußerlich nichts Auffallendes. Klappen der arteriellen Ostien ohne Veränderungen. Aortensegel der Mitralis in der marginalen Hälfte gleichmäßig verdickt, von gelblichweißer Färbung. Auf der Schließungslinie eine rötliche, etwa hirsekorngroße Auflagerung. In der Umgebung der letzteren feinkörnige Beläge sowie kleine ockergelbe Pigmentflecken. Die nämlichen Beläge zeigt auch die Ventrikelfläche, und zwar hauptsächlich an den Ursprungsstellen der Chordae tendineae. Ob es sich dabei um kleinste Auflagerungen handelt, oder um bindegewebige Wucherungen muß durch die mikroskopische Untersuchung entschieden werden. Basale Hälfte der Klappe zart, von zwei kleinen Gefäßstämmchen durchzogen. Kleines Mitralissegel in der marginalen Hälfte verdickt, besonders im Bereich der Schließungslinie, die stellenweise als scharfer Kamm vorspringt und ebenfalls feinkörnige Beläge erkennen läßt. Die lateralen Segel der Tricuspidalis sind unverändert, während der Scheidewandzipfel auf der Vorhoffläche rundliche Buckel und streifenförmige Schwielen aufweist. Sehnenfäden spindelförmig oder walzenartig aufgetrieben, teilweise miteinander verwachsen.

Histologischer Befund: 1. Längsschnitte durch das Aortensegel der Mitralis in der Höhe der Auflagerung.

In der basalen Hälfte läßt die Klappe überall deutliche Schichtung erkennen. In der Zwischenschicht vereinzelte quergestreifte Muskelfasern und Querschnitte von Capillaren. Etwa von der Mitte der Klappe ab bemerkt man eine Verbreiterung der subendothelialen Schicht der Vorhofseite unter gleichzeitiger Vermehrung der Zellen. Dieselben sind rundlich, spindelförmig oder verästelt, oft auffallend groß und bilden an manchen Stellen der Klappenoberfläche einen ununterbrochenen Belag, wobei sie die Form von Zylinderzellen annehmen. Dort wo die Zellen noch nicht bis an die Oberfläche vorgerückt sind, erscheint die Klappe vom Endothel entblößt. An seiner Stelle findet man einen zarten diffus färbbaren Streifen, in dessen Verlauf sich noch die Reste vereinzelter Zellen nachweisen lassen. Überall zwischen den Fibroblasten zerstreut liegen Plasmazellen und polynucleäre Leukocyten. Weiter gegen den Rand der Klappe zu trifft man auf eine Reihe zottenförmiger Erhebungen der subendothelialen Schicht (siehe Abb. 3). Es sind dies die im makroskopischen Befunde erwähnten sandkornartigen Beläge. Die kleinsten derselben enthalten im Inneren nur wenig Stützgewebe, daneben einige

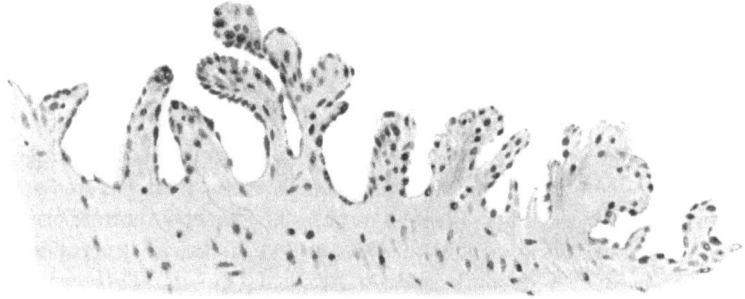

Abb. 3. Endoc. chronica, Fall 1. Zottenförmige, zellreiche Verrucae auf der Vorhofiläche des Aortensegels der Mitralis. Die die Zotten bekleidenden Zellen haben zum Teil das Aussehen von Endothelien, zum Teil erscheinen sie deutlich zylinderförmig (Fibroblasten?). Im Innern der größeren Zotten feinste Bindegewebsfasern. Unterhalb der Zotten sieht man Fibroblastenwucherung, wobei die Zellen mit ihren Längsachsen steil zur Oberfläche gerichtet erscheinen. Vergröß. 200 (Seibert, 5 Fl., Okular 0).

Zellen und werden in der Hauptsache von dem sie bekleidenden Endothel gebildet. Die größeren Ecrescenzen besitzen einen wohl entwickelten bindegewebigen Grundstock, welcher aus der subendothelialen Schicht hervorgegangen ist. Die sie bekleidenden Zellen haben zum Teil das Aussehen von Endothelien, vielfach aber zeigen sie Zylinderform und scheinen Abkömmlinge von Fibroblasten zu sein. Manche Zöttchen teilen sich in mehrere kleinere, wodurch Bilder entstehen, die an eine Hand mit gespreizten Fingern erinnern. Freiliegende Querschnitte in der Umgebung der Zöttchen lassen erkennen, daß die Verzweigungen bisweilen ziemlich vielseitig sind. Das Gewebe unterhalb der Verrucae zeigt Fibroblastenwucherung und enthält außerdem spärliche Leukocyten.

Wir wenden uns nun zur Betrachtung derjenigen Stelle der Klappe, welche von der Auflagerung bedeckt ist. Letztere liegt der Oberfläche der Klappe teils fest an, teils ist sie nur durch kleine Fäden locker damit verbunden. Das Endothel fehlt im Bereich der Auflagerung und ebenso auf einer größeren Strecke zu beiden Seiten derselben; an seiner Stelle sieht man einen zarten, mit van Gieson gelbbraun, mit Eosin leuchtend rot färbbaren Streifen über die Oberfläche der Klappe hinziehen. Derselbe erscheint bei Anwendung starker Systeme vollkommen strukturlos, einem feinen Fibrinfaden ähnlich. An einigen Stellen finden

Histologische Untersuchungen über Endokarditis beim Hunde usw. 245

sich im Verlauf dieses Fadens Reste geschrumpfter Deckzellen. Die Annahme, daß es sich hier um Fibrin handelt, dürfte nicht haltbar sein, da der Streifen auch an solchen Stellen der Klappe vorhanden ist, wo fibrinöse Auflagerungen fehlen. Es ist vielmehr wahrscheinlich, daß wir in dem Streifen den nekrotisierten Endothelbelag vor uns haben.

Das an die Auflagerung grenzende Gewebe enthält rundliche, spindel- oder sternförmige Zellen, die teils gut erhalten sind, teils verwaschen gefärbt und geschrumpft erscheinen. Hier ist also die Nekrose nicht auf die Endothelschicht beschränkt geblieben, sondern hat auch die tiefere Gewebsschicht ergriffen.

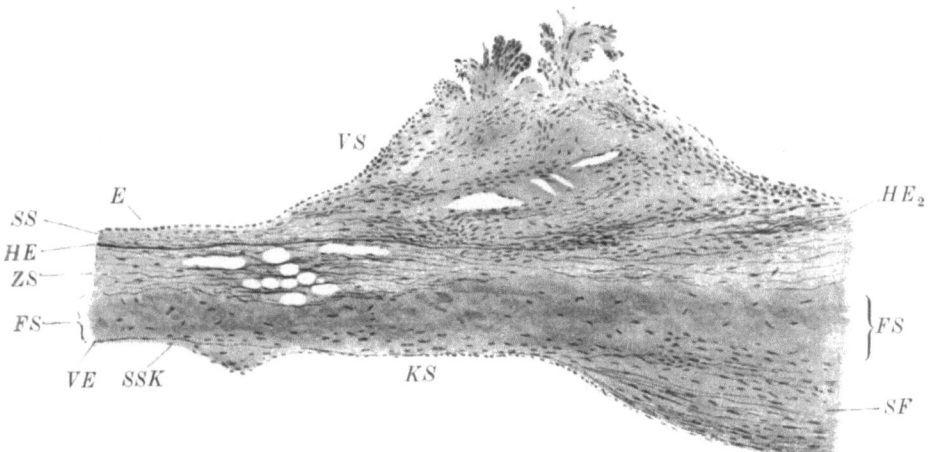

Abb. 4. Endoc. chronica, Fall 1. Längsschnitt durch das kleine Mitralissegel. Färbung: Weigerts Resorcin-Fuchsin, Hämatoxylin-Eosin. $VS$ = Vorhofseite. $KS$ = Kammerseite der Klappe. $SS$ = die mäßig verdickte subendotheliale Schicht der Vorhofseite, darüber das Endothel $E$, darunter die als schwarze Linie hervortretende Hauptelastica $HE$. Im weiteren Verlaufe erhebt sich die subendotheliale Schicht der Vorhofseite zu einer zellreichen kegelförmigen Wucherung, auf deren Oberfläche kleine zottenförmige Verrucae erkennbar sind. Im Innern der kegelförmigen Verdickung vereinzelte Bündel feiner elastischer Fasern sowie einige Capillaren; in der Umgebung der letzteren ist das Gewebe kernarm und hyalin. Die wuchernden Fibroblasten sind vielfach steil zur Oberfläche gerichtet. Die Hauptelastica ist im Bereiche der kegelförmigen Verruca aufgelockert, in mehrere feine Fasern gespalten, besonders bei $HE_2$. Die Zwischenschicht $ZS$ enthält außer zahlreichen elastischen Fasern einige Capillaren und Fettzellen. $FS$ = fibröse Schicht, $VE$ = Ventrikelelastica. $SSK$ = Subendotheliale Schicht der Kammerseite, die im allgemeinen sehr zart erscheint. $SF$ = Tangentialschnitt eines einmündenden Sehnenfadens. Vergröß. 50 (Seibert, Obj. 2, Okular 0).

Unmittelbar neben der beschriebenen Auflagerung und mit ihr lose verbunden, sitzt eine zweite Auflagerung. Sie wird getragen von einer zellreichen bindegewebigen Verruca, die sich in ihrem oberen Teil pilzhutartig verbreitert. Die Hauptmasse der Zellen sind Fibroblasten. Sie sind mit ihren Achsen meist steil gegen die Oberfläche gerichtet und erscheinen dort in besonders dichter Anordnung, so daß sie bereits bei schwacher Vergrößerung als dunkler Zellsaum auffallen. Zwischen den Fibroblasten finden sich Plasmazellen und vereinzelte Leukocyten.

Die übrigen Schichten der Klappe zeigen nur geringgradige Veränderungen. Dieselben bestehen in einer Auflockerung und Zerreißung der Hauptelastica durch das dazwischengewucherte Bindegewebe, einer stellenweise vorhandenen Vermehrung der Ventrikelelastica sowie circumscripten flachen Verdickungen der subendothelialen Schicht der Kammerseite. In letzterer vereinzelte Leukocyten. Bakterienfärbungen negativ.

2. Längsschnitte durch das kleine Mitralissegel im Bereich der kammartigen Erhebung der Schließungslinie. (Siehe Abb. 4.)

Schichtung der Klappe in der basalen Hälfte deutlich ausgeprägt, die einzelnen Schichten von gewöhnlicher Breite. In der Zwischenschicht Fettzelleninseln, Capillaren und Myokardfasern. Letztere lassen sich bis in die Nähe der Schließungslinie verfolgen, wo sie noch als kleinste Bruchstücke quergestreifter Fibrillenbündel nachweisbar sind. Außer spärlichen hämosiderinführenden Zellen nichts Pathologisches. Etwa von der Mitte der Klappe ab beobachtet man eine Verbreiterung der subendothelialen Schicht der Vorhofseite. Die Verdickung ist anfangs nur geringgradig, nimmt dann rasch zu und erreicht in der Gegend der Schließungslinie in Form einer zellreichen kegelförmigen Erhebung ihren größten Umfang. Die Grundlage dieses Kegels bildet ein feinfaseriges, mit spärlichen, sehr zarten elastischen Fibrillen untermischtes Bindegewebe. Die Fasern zeigen an der Basis der Erhebung einen parallel zur Klappenoberfläche gerichteten Verlauf, während sie innerhalb der Kegelspitze verschiedene Richtungen erkennen lassen. Die zahlreich vorhandenen Zellen sind vielfach mit ihren Achsen steil zur Oberfläche gerichtet. Auf letzterer mehrere zottenförmige Wucherungen, wie wir sie bereits am Aortensegel der Mitralis kennengelernt haben.

Man kann auch hier wiederum sehr schön sehen, wie die Fibroblasten von der Basis her nach der Oberfläche vordringen und in die Wärzchen emporwachsen. Von sonstigen Zellen findet man Plasmazellen, siderofere Zellen und vereinzelte rote Blutkörperchen. Die Herkunft der letzteren ist dunkel, da Gefäße in diesem Abschnitt der Klappe nicht nachweisbar sind. Vielleicht sind sie von der Oberfläche her in das wuchernde, wenig widerstandsfähige Gewebe hineingepreßt worden. Die verdickte subendotheliale Schicht wird von einem zusammenhängenden Zellbelag bekleidet, der nur im Bereich der Zöttchen Unterbrechungen aufweist. Die Zellen haben vorwiegend kubische Gestalt, sind mitunter auffallend groß und dicht gelagert, anscheinend in Proliferation begriffen. Allerdings ist es nicht immer leicht zu sagen, ob sämtliche die Oberfläche bedeckenden Zellen echte Endothelien sind oder Fibroblasten, die — an die Oberfläche vorgerückt — die Rolle von Deckzellen übernommen haben. Solche Fälle von „Pseudometaplasie" oder besser gesagt „histologischer Akkommodation" kommen bei pathologischen Prozessen verschiedentlich zur Beobachtung (z. B. Umwandlung des Epithels der Lungenalveolen in kubische Zellen bei Kollapsinduration der Lungen, Umwandlung von Bindegewebszellen in epithelartig angeordnete Zylinderzellen in entzündeten Schleimbeuteln). Es handelt sich dabei lediglich um eine durch äußere Einflüsse bedingte Formveränderung, nicht um eine funktionelle Veränderung der Zellen.

Gegen den freien Rand der Klappe zu fällt die kegelförmige Erhebung rasch ab, jedoch bleibt die Verdickung der subendothelialen Schicht in Form eines breiten zellreichen Streifens bestehen. Bakterien ließen sich mit Hilfe der spezifischen Färbeverfahren nirgends nachweisen. Hingegen fanden sich in einigen Schnitten kleine fibrinöse Beläge, jedoch auffallenderweise nicht auf der rauhen kegelförmigen Erhebung, sondern zwischen dieser und dem freien Rand. Die genauere Untersuchung ergibt, daß hier die an der Oberfläche gelegenen Zellen degeneratives Aussehen (Vacuolenbildung und Kernpyknose) aufweisen. Die Veränderungen der übrigen Klappenschichten charakterisieren sich wie folgt: Die Elastica der Vorhofseite ist im Bereich der kegelförmigen Erhebung aufgelockert, ihre Fasern sind in mehrere Bruchstücke zersprengt, ihre Färbbarkeit ist im allgemeinen vermindert. Die fibröse Platte erscheint kernarm, stellenweise kern-

Histologische Untersuchungen über Endokarditis beim Hunde usw. 247

los und hyalinisiert. Wo noch Kerne vorhanden sind, sind sie in knorpelkapselähnlichen Höhlen eingeschlossen.

3. Längsschnitte von einer anderen Stelle des kleinen Mitralissegels.

Basale Hälfte der Klappe frei von Veränderungen. Marginale Hälfte gleichmäßig verdickt, Schichtung infolge Auflockerung der elastischen Grenzlamellen undeutlich. Am auffälligsten in diesem Abschnitt der Klappe ist das Vorhandensein zahlreicher Gefäßquerschnitte, die über alle Schichten — mit Ausnahme der fibrösen Schicht — verteilt sind. Meist handelt es sich um Capillaren, deren Lumen häufig infolge Intimawucherung verengert oder obliteriert ist. Die subendotheliale Schicht der Vorhofseite zeigt Zellwucherung, die besonders im Bereich

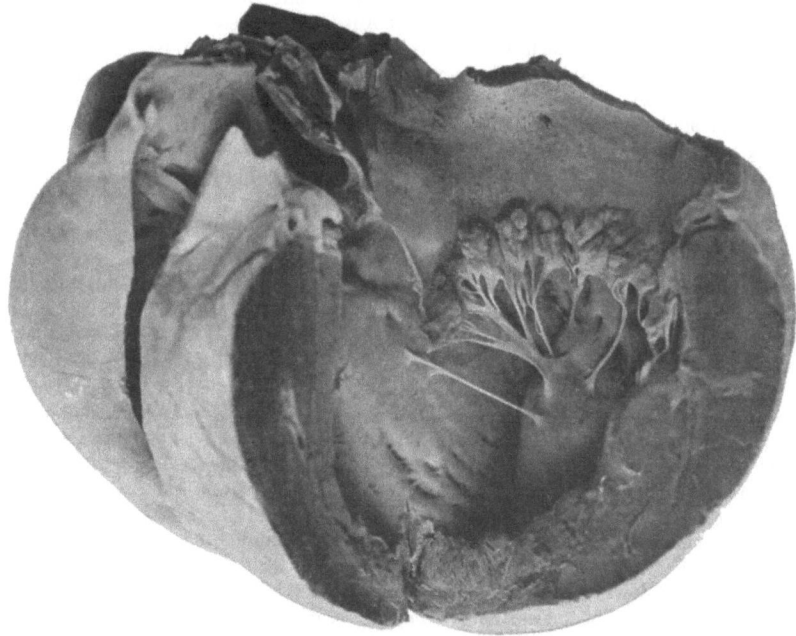

Abb. 5.

der Schließungslinie stark ausgeprägt ist und durch Bildung kleiner Zellwärzchen der Klappenoberfläche ein rauhes Aussehen verleiht.

Fall 2. Hühnerhund, ca. 9 jährig.

Sektionsbefund: Paraproktaler Absceß im rechten Becken im Anschluß an eitrige Prostatitis. Chronische diffuse Nierenentzündung, chronisch-entzündliche Verdickung der Aortenklappen und der Mitralissegel mit Bildung von Aneurysmen.

Herzbefund (siehe Abbildung 5): Herz äußerlich ohne Besonderheiten. Aortensegel der Mitralis in der basalen Hälfte zart und von dünnen Gefäßen durchzogen, in der marginalen Hälfte verdickt und auf der Vorhoffläche mit flachen, rundlichen Wärzchen bedeckt, die besonders dem Verlauf der Schließungslinie folgen. An verschiedenen Stellen kleine rostfarbene Pigmentflecken. Auf dem kleinen Mitralissegel sitzen in geringer Entfernung vom freien

Rand 3 etwa hanfkorngroße, warzenartige Erhebungen, die durch seichte Einschnitte in mehrere kleine Wärzchen geteilt werden und dadurch an das Aussehen einer Brombeere erinnern. Farbe der Verrucae gelblich-weiß; die kleinen Wärzchen sind zum Teil eigentümlich durchscheinend wie mit Öl getränktes Papier. Bei Betrachtung von der Kammerseite und gegen das Licht kann man erkennen, daß die Verrucae nicht soliden Gewebswucherungen entsprechen, sondern blasenartige Ausbuchtungen des Klappensegels darstellen, sogenannte Klappenaneurysmen. Ihr Inneres wird von den sie durchziehenden Ursprungsfasern der Sehnenfäden in mehrere Hohlräume geteilt, wodurch die Entstehung der sekundären Wärzchen bedingt ist. Eine mehr oder weniger weite Öffnung stellt die Verbindung der Aneurysmen mit der Herzhöhle her. Das Endokard des linken Vorhofs ist in ganzer Ausdehnung besät mit kleinsten gelbbraunen Körnchen, die sich beim Darüberstreichen hart anfühlen, mechanisch nicht entfernbar sind und anscheinend im Endokard selbst liegen. Die gleichen Einlagerungen zeigt auch die Aortenintima. Die halbmondförmigen Klappen der Aorta sind derb, ihre Noduli vergrößert, die Schließungslinien deutlich vorspringend und mit einem feinkörnigen Belag bedeckt. An verschiedenen Stellen der Klappen sieht man rostbraune Pigmentflecken. Semilunares der Pulmonalis makroskopisch frei von Veränderungen, desgleichen die Segel der Tricuspidalis; nur der Scheidewandzipfel ist leicht verdickt und gefäßhaltig.

Histologischer Befund: 1. Längsschnitte durch die Aortenklappen.

Die auffälligste Veränderung besteht in einer Verbreiterung der subendothelialen Schicht der Ventrikelseite. Sie beginnt bereits an der Basis der Klappe anzuschwellen, um in der Gegend des Nodulus unter Bildung eines spitzen Höckers ihren größten Durchmesser zu erreichen. Die verdickte Schicht besteht aus zellreichem jugendlichen Bindegewebe, dem viele wirr durcheinanderlaufende elastische Fasern beigemengt sind. Auch Querschnitte von Kapillaren sind an verschiedenen Stellen zu sehen. Dicht vor dem Nodulus stößt man auf 3 unregelmäßig gestaltete Herde von eigenartiger Beschaffenheit. Der eine derselben liegt an der Oberfläche, während die beiden anderen in der Tiefe des Gewebes sitzen. Sie färben sich mit van Gieson gelbbraun, mit Hämatoxylin-Eosin rotviolett und bestehen aus einer blättrigen Masse, die keine Zellen enthält. Fibrinfärbungen nach Weigert und Kockel fielen negativ aus. Trotzdem muß man mit Rücksicht auf die Eigenart der Struktur dieser Herde annehmen, daß wir es hier mit Resten ehemaliger Thromben zu tun haben, die vom wuchernden Bindegewebe umwachsen und so allmählich in die Tiefe verlagert worden sind. In der Umgebung der Fibrinreste beobachtet man lebhafte Fibroblastenwucherung, leukocytäre Infiltrationen und Sättigung des Gewebes mit Hämosiderin. An einigen Stellen kann man beobachten, wie die Fibroblasten gegen die Auflagerung vor- und in dieselbe eindringen.

Die Zwischenschicht zeigt auf den ersten Anblick eine Verminderung des elastischen Gewebes. Bei Anwendung starker Vergrößerungen erkennt man, daß die dicken elastischen Fasern in verschieden lange Bruchstücke zerfallen sind, welch letztere häufig eine unebene, höckerige Oberfläche darbieten und sich mit dem Weigertschen Farbstoff weniger gut färben. Noch ausgeprägter sind diese Veränderungen der elastischen Substanz an den Fasern der Hauptelastica zu erkennen. Sie sind in zahlreiche Bruchstücke zersprengt, die in weiten Abständen voneinander im Gewebe liegen, erscheinen gequollen und zeigen variköse Auftreibungen sowie bandartige Verbreiterungen. Bei Färbung mit dem spezifischen Farbstoff nehmen sie einen blassen, grauvioletten Ton an, während sie andere Farbstoffe (Hämatoxylin und basische Anilinfarben) begierig an sich reißen. Das Bindegewebe zwischen den elastischen Fasern ist vermehrt und zellreich. An verschiedenen Stellen sieht man deutlich, wie die jugendlichen Bindegewebs-

Histologische Untersuchungen über Endokarditis beim Hunde usw. 249

zellen zwischen den Bruchstücken der elastischen Faserbündel hindurchwachsen, eine Erscheinung, welche darauf hindeutet, daß das wuchernde Bindegewebe die Ursache war für die Zerreißung der Elastica und die daran sich knüpfenden regressiven Veränderungen.

Die fibröse Platte ist auffallend verschmälert, hyalin degeneriert und nahezu kernlos. Die spärlich vorhandenen Zellen sind — mitunter in Zweizahl — in kapselartigen Hohlräumen des Grundgewebes eingeschlossen.

Die subendotheliale Schicht der Sinusseite läßt an verschiedenen Stellen Verdickungen erkennen, die bald nur geringgradig sind, bald das Vielfache des normalen Durchmessers erreichen. An den stark verdickten Stellen beobachtet man lebhafte Zellwucherung und Vermehrung der elastischen Fasern.

2. Längsschnitte durch das Aortensegel der Mitralis.

Die basale Hälfte der Klappe läßt deutliche Schichtung erkennen, in der Zwischenschicht Muskelfasern und einige Gefäßquerschnitte. Etwa von der Mitte ab wird die Schichtung undeutlich und ist nur nach Darstellung der elastischen Fasern zu entwickeln. Dabei ergibt sich folgendes Bild: Die subendotheliale Schicht der Vorhofseite ist in ganzer Ausdehnung verbreitert und erhebt sich an verschiedenen Stellen zu keilförmigen, halbkugeligen oder pilzhutartigen Wucherungen. Dieselben besitzen eine glatte Oberfläche und sind von einem kontinuierlichen Saum dicht gereihter, anscheinend gewucherter Endothelzellen überzogen. Die Grundlage der genannten Schicht bildet ein feinfaseriges und sehr zellreiches, jugendliches Bindegewebe, das mit vielen regellos verlaufenden, elastischen Fibrillen durchmischt ist. In Schnitten durch diejenigen Stellen des Klappensegels, welche makroskopisch Pigmentflecken aufweisen, sieht man außerdem zahlreiche, siderofere Zellen überall im Gewebe der subendothelialen Schicht zerstreut. Sie dringen bis in die kleinsten Verrucae vor und sind dort so dicht gelagert, daß dieselben damit förmlich vollgepfropft erscheinen. Die Vorhofelastica ist durch dazwischen gewuchertes Bindegewebe aufgelockert, läßt sich jedoch ohne Unterbrechungen bis an den freien Rand der Klappe verfolgen. Wie die Betrachtung bei starker Vergrößerung zeigt, besteht sie in der Hauptsache aus feinen, anscheinend neu gebildeten elastischen Fasern, während die gröberen, älteren elastischen Elemente in viele Bruchstücke zerfallen sind. Letztere zeigen Quellung, variköse Anschwellungen, Vakuolenbildung, körnigen Zerfall und schlechte Färbbarkeit mit dem Weigertschen Farbstoff, also Veränderungen der gleichen Art, wie wir sie an der Hauptelastica der Aortenklappen bereits kennengelernt haben.

Das histologische Bild der Zwischenschicht wird beherrscht von Veränderungen der elastischen Fasern, welche hier besonders stark ausgeprägt sind. Auffällig ist weiterhin das Vorhandensein rundlicher oder langgestreckter Hohlräume verschiedener Größe. Sie erscheinen stellenweise so dicht gelagert, daß die Klappe ein siebartiges Aussehen zeigt. In ihrem Inneren lassen sich mitunter einige wandständige, flache Zellen nachweisen und in der Umgebung der Hohlräume große, mit schwarzbraunen Pigmentkörnchen beladene Zellen. Offenbar handelt es sich bei diesen Hohlräumen um Reste ehemaliger Gefäße, deren Inhalt resorbiert und von histiogenen Wanderzellen aufgenommen worden ist.

Die fibröse Schicht ist stark verschmälert und durch die Ausdehnung der in der Zwischenschicht vorhandenen Hohlräume an verschiedenen Stellen unterbrochen. Ihr Gewebe erscheint kernarm und hyalinisiert. Die wenigen noch erhaltenen Zellen liegen meist in kapselartigen Lücken des Grundgewebes und erinnern dadurch lebhaft an Knorpelzellen. Die Elastica der Kammerseite zeigt ein wechselndes Verhalten. In der basalen Hälfte der Klappe ist sie zart und als dünner, fortlaufender Saum nachweisbar, in der marginalen Hälfte erscheint sie

250     A. Spiegl:

mehrfach unterbrochen, stellenweise auch gewuchert. Die subendotheliale Schicht der Ventrikelseite ist verdickt. Die Verdickungen sind besonders an den Stellen stark ausgeprägt, wo das übrige Gewebe der Klappe durch die zahlreich vorhandenen Hohlräume vermindert erscheint. Man kann in dieser stellenweise vorhandenen Verdickung der subendothelialen Schicht vielleicht einen kompensatorischen Vorgang erblicken.

3. Längsschnitte durch das kleine Mitralissegel durch die Mitte eines Aneurysma gelegt. (Siehe Abb. 6.)

Schichtung im basalen Drittel der Klappe gut ausgeprägt. Die einzelnen Schichten frei von Veränderungen. Das mittlere Klappendrittel wird vom Aneurysma eingenommen. Dasselbe erscheint auf dem Längsschnitt als ein halbkugeliger Hohlraum, welcher kammerwärts durch eine weite Öffnung mit der Herzhöhle in Verbindung steht. Während man in den Seitenwänden der Kugelhaube noch alle Schichten der Klappe nachweisen kann, bietet der auf 9—6 Mikra verdünnte Haubenboden ein wesentlich anderes Bild. Er besteht in der Haupt-

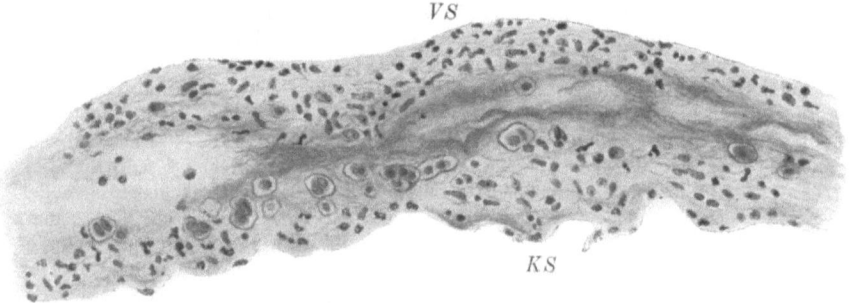

Abb. 6. Endocarditis chronica, Fall 2. Färbung: Hämatoxylin-Eosin. Längsschnitt durch ein Aneurysma des kleinen Mitralissegels, und zwar durch die dünnste Stelle der Klappe. Die letztere besteht hier in der Hauptsache aus den durch Fibroblastenwucherung verdickten subendothelialen Schichten der Vorhof- (*VS*) bzw. Kammerseite (*KS*). Zwischen den hellen Fibroblastenkernen die polymorphen schwarzblauen Kerne von Leukocyten. Die zwischen den subendothelialen Zonen gelegenen Schichten sind atrophisch und kernlos. Nur gegen die Kammerseite (*KS*) zu finden sich noch wenige Zellen, die — mehrfach zu zweien — in kapselartisen Hohlräumen liegen (Metaplasie der Bindegewebszellen in Knorpelzellen?). Vergröß. 400 (S e i b e r t, 5 Fl. Ok. 5).

sache aus den zellreichen, verdickten subendothelialen Schichten der Vorhof- bzw. Kammerseite, während die dazwischen gelegenen Zonen infolge Druckatrophie bis auf geringe Reste untergegangen sind. Die in letzteren spärlich vorhandenen Zellen sind meist auffallend groß, in Gruppen zusammengelagert und — häufig zu zweien — in kapselartigen Hohlräumen des Bindegewebes eingeschlossen, so daß sie Knorpelzellen täuschend ähnlich sehen. (Siehe Abbildung.) Es ist nicht unwahrscheinlich, daß wir in dieser hyalinen Umwandlung des Gewebes, einhergehend mit einer charakteristischen Metamorphose der Zellen, eine Vorstufe eines metaplastischen Prozesses, nämlich einer Umwandlung von Bindegewebe in Knorpel, vor uns haben. Eine solche Metaplasie würde an dieser Stelle der Klappe gleichzeitig die Bedeutung eines kompensatorischen Vorganges besitzen, indem dadurch eine Festigung des stark verdünnten Gewebes zustande kommt und damit ein Durchbruch der Klappe an dieser Stelle erschwert wird. Der randwärts vom Aneurysma gelegene Abschnitt der Klappe bietet nur geringgradige Veränderungen. Dieselben bestehen im wesentlichen aus einer zellreichen Verdickung der subendothelialen Vorhofschicht, die an manchen Stellen zur Bildung kleiner Verrucae Anlaß gibt.

Histologische Untersuchungen über Endokarditis beim Hunde usw. 251

**Fall 3.** Dachshund, ca. 10jährig, wegen Herzfehlers in der Klinik getötet.

**Sektionsbefund:** Nephritis glomerulo-tubularis mit Bildung cholesterinhaltiger Cysten, Endocarditis chronica fibrosa verrucosa der Mitralis und Tricuspidalis, Insufficientia valv. mitr., Endoc. chron. fibrosa et recens ulcerosa atrii sinistri, Anthracosis et splenisatio pulm.

**Herzbefund:** (siehe Abbildung 7). Außenfläche des Herzens ohne Besonderheiten. Die Ventrikel stark gefüllt, ihre Wandungen deutlich hypertrophisch,

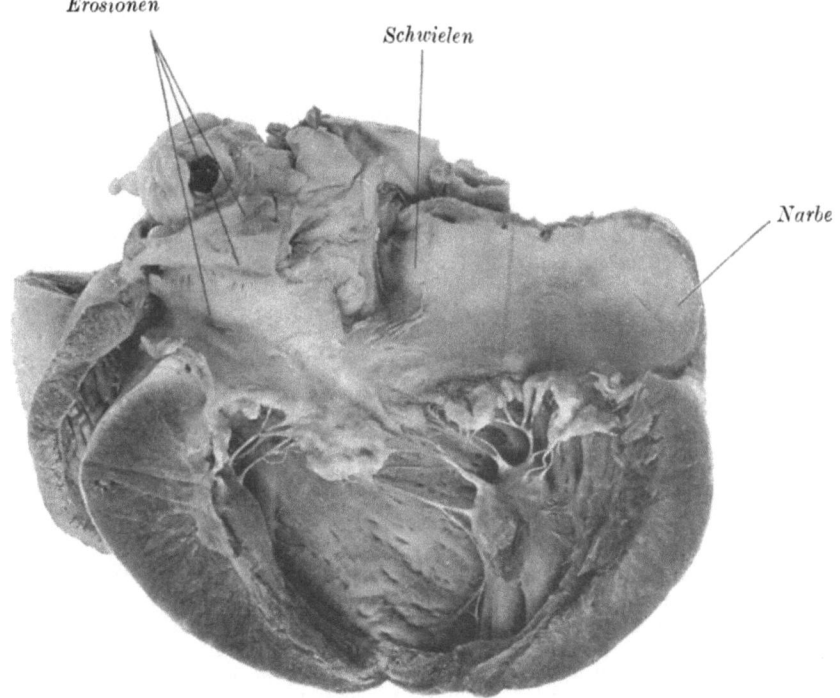

Abb. 7.

der rechte mäßig erweitert. Aortenzipfel der Mitralis im marginalen Abschnitt zu einer derben Platte verdickt, von gelblich-weißer Färbung. Vorhoffläche durch kleine Gewebswucherungen uneben, höckerig, jedoch glatt und glänzend, an einigen Stellen rostfarbene Pigmentflecken. Basale Hälfte der Klappe zart, durchscheinend. Kleines Mitralissegel verkürzt und gleichfalls verdickt, besonders stark an den Ursprungsstellen der Sehnenfäden. Diese zeigen spindelförmige Anschwellungen oder sind diffus verdickt. Das Endokard des linken Vorhofes ist in großer Ausdehnung bedeckt von weißen Schwielen (siehe Abbildung). Sie sitzen in der Hauptsache über dem Aortenzipfel der Mitralis und erscheinen teils als fleche unscharf begrenzte Verdickungen des Endokards, teils als deutlich erhabene, rundliche Leisten, die, zuweilen sich verzweigend, parallel zum freien Klappenrand das Endokard durchziehen. Über dem kleinen Mitralissegel eine etwa 1½ cm lange, 6 mm breite, leicht vertiefte Narbe, die in schräger Richtung zum Ursprung der Klappe verläuft. Neben diesen chronischen Veränderungen finden sich noch frische Prozesse am Endokard des linken Vorhofes und zwar in Form dreier bandförmiger Erosionen von etwa 1 cm Länge und 2 mm Breite. Ihr Verlauf ist gleich dem der Schwielen parallel zum freien Rande der Klappe gerichtet. Die erodierten Stellen erscheinen feinkörnig rauh und fleischrot. Zwei ähnliche Erosionen zeigt auch die Innenfläche des Herzohres. Scheidewandzipfel der Tricuspidalis in ganzer Ausdehnung verdickt, der freie Rand eingerollt, die lateralen Tricuspidaliszipfel sind makroskopisch frei von Veränderungen, ebenso die Klappen der arteriellen Ostien und der Herzmuskel.

Histologischer Befund: 1. Längsschnitte durch den Aortenzipfel der Mitralis.

Bereits makroskopisch kann man an den gefärbten Schnitten zwei verschiedene Abschnitte unterscheiden, einen dünnen basalen und einen wesentlich dickeren marginalen. Der erstere erscheint deutlich geschichtet. Die Muskelzüge des Vorhofmyokards dringen nur auf eine kurze Strecke in die Klappe ein. Zwischen den Muskelfasern einzelne dünnwandige Blutgefäße und Plasmazellennester. Etwa in der Mitte der Klappe beginnt die Zwischenschicht sich rasch zu verbreitern. Ihr weitmaschiges, lockeres Gewebe zeigt stellenweise einen myxomatösen Charakter, der durch intensive Blaufärbung mit Hämatoxylin zum Ausdruck kommt.

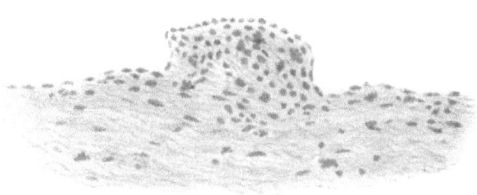

Abb. 8. Endoc. chronica, Fall 3. Färbung: Hämatoxylin-Eosin. Längsschnitt durch eine sehr kleine Verruca auf der Vorhoffläche des Aortenzipfels der Mitralis. Sie entspricht einer circumscripten zellreichen Verdickung der subendothelialen Schicht. Im Innern der Verruca und in deren Umgebung die für das histologische Bild der chron. Endokarditis charakteristischen Hämosiderinkörner. Vergröß. 200 (Seibert, 5 Fl., Okular 0).

Mit der Verdickung der Zwischenschicht geht Hand in Hand eine Verbreiterung der subendothelialen Schicht der Vorhofseite. Dieselbe besteht aus einem zellreichen Bindegewebe, das untermischt ist mit feinsten elastischen Fasern, die in der Hauptsache von der Vorhofelastica abgespalten sind. Außerdem finden sich Plasmazellen, pigmentführende Zellen sowie freies Pigment in Form braungelber Körnchen und Schollen. Im Bereich der Schließungslinie erhebt sich die subendotheliale Schicht zu zwei bindegewebigen Verrucae: einer kleineren, die fast nur aus Zellen, darunter vielen pigmentführenden, besteht (siehe Abb. 8) und einer größeren, in welcher die Intercellularsubstanz vorherrscht. Letztere läßt teils noch faserigen Bau erkennen, teils ist sie strukturlos und hyalinisiert. Elastische Fasern finden sich im Inneren des Wärzchens in Form feinster, wohl neugebildeter Fibrillen, sowie an der Oberfläche als dicke Lamellen. Der Endothelbelag der Klappe ist überall erhalten und überzieht als zusammenhängender Zellstreifen auch die bindegewebigen Wärzchen. Die Vorhofelastica ist aufgelockert, in viele feine Fasern gespalten und tritt infolgedessen nicht mehr deutlich hervor. Die subendotheliale Schicht der Ventrikelseite ist stellenweise verdickt unter gleichzeitiger Vermehrung der Zellen. Gegen den freien Rand hin läßt die Klappe keine Schichtung mehr erkennen und besteht in der Hauptsache aus einem zellreichen, jugendlichen Bindegewebe, das nach der Vorhof- und nach der Kammerseite hin mit feinen elastischen Fasern durchmischt ist.

2. Querschnitte durch die Schwielen im linken Vorhof.

Die Schwielen auf dem Endokard des linken Atrium erscheinen als Verdickungen der subendothelialen Schicht. Sie bestehen aus fibrillärem Bindegewebe

Histologische Untersuchungen über Endokarditis beim Hunde usw. 253

und zahlreichen feinen sowie groben elastischen Fasern, die von der Vorhofelastica abstammen. Sie sind stellenweise zu Lamellen angeordnet oder netzartig verschlungen. Zwischen den Fasern und auch in den Maschen des Netzes liegen viele teils gut erhaltene, teils degenerierte Bindegewebszellen. Außerdem findet man vereinzelte Lymphocyten und Capillaren. Der Endothelbelag ist überall erhalten.

3. Querschnitte durch die Narbe im linken Vorhof.

Die Narbe erscheint im mikroskopischen Bild als flache Vertiefung, die zum Teil von einem deutlich erkennbaren fortlaufenden Endothelbelag bedeckt wird. Das Endokard selbst ist im Bereich dieser Vertiefung zerstört. Besonders auffällig ist das vollständige Fehlen der Vorhofelastica, die an den Rändern der Narbe plötzlich abbricht. Nur in der Tiefe sind noch einige feine elastische Fasern erkennbar. Am Grunde der Narbe findet man ein zellreiches Bindegewebe, das seine Ausläufer noch ziemlich weit zwischen die Muskelfasern des Vorhofmyokards entsendet. Das Perimysium zeigt an diesen Stellen kleine Lymphocyten- sowie Plasmazelleninfiltrate und Sättigung des Gewebes mit Hämosiderin. Auch Gefäße mit verdickter Intima sind dort vorhanden.

4. Querschnitte durch die Erosionen im linken Atrium.

Das Endokard ist im Bereich der erodierten Stellen vollständig zerstört, so daß das Myokard freiliegt. Die am Grunde der Erosionen liegenden Muskelfasern zeigen Kernverlust und körnigen Zerfall, die tiefer gelegenen eine homogene, wachsartige Beschaffenheit, so daß man weder Querstreifung noch fibrilläre Zeichnung erkennen kann. Das Perimysium zeigt im Bereich der veränderten Muskelfasern Zellvermehrung sowie Plasmazellen- und Leukocyteninfiltration, welche hauptsächlich an der Grenze zwischen gesunder und kranker Muskulatur in Erscheinung tritt. Weiter nach der Tiefe zu bietet die Muskulatur normales Aussehen, während das Perimysium noch überall Lymphocyten- bzw. Plasmazelleninfiltrate aufweist.

Fall 4. Dachshund, alt.

Sektionsbefund: Mammacarcinom, doppelseitige katarrhalische Pneumonie, Endocarditis chronica fibrosa der Mitralis mit Aneurysmenbildung. Schwielen im linken Vorhof.

Herzbefund: Herz äußerlich ohne Besonderheiten. Klappenapparat des rechten Herzens frei von Veränderungen, desgleichen die Semilunares des linken Herzens. Aortensegel der Mitralis in der marginalen Hälfte verdickt, gelblichweiß. Schließungslinie als scharfer Kamm vorspringend. An der Grenze zum kleinen Mitralissegel zeigt die Klappe in der Gegend der Schließungslinie mehrere nebeneinander gereihte bläschenförmige Ausbuchtungen. Sie sind eigentümlich transparent, wie mit Fett getränktes Papier und lassen an verschiedenen Stellen rostfarbene Pigmenteinlagerungen erkennen. Das kleine Mitralissegel zeigt keine Besonderheiten. Beide Klappenzipfel enthalten ein ziemlich reich entwickeltes Gefäßnetz, dessen feinste Ausläufer sich im Aortensegel der Mitralis bis an den freien Rand verfolgen lassen. Auf dem Vorhofendokard über dem kleinen Mitralissegel schmale weiße Schwielen, welche zu mehreren hintereinander gelagert, horizontal über die Vorhoffläche verlaufen.

Histologischer Befund: Längsschnitte durch das Aortensegel der Mitralis. Die Klappe zeigt in ihrer ganzen Länge normale Schichtung. Im Bereich der Schließungslinie beobachtet man eine allmählich zunehmende Verdickung der subendothelialen Schicht, die in Form einer spitzen, kegelförmigen Erhebung ihren größten Umfang erreicht. Die Verdickung besteht aus einem teils zellreichen, teils zellarmen hyalinen Bindegewebe, das von feinen, stellenweise netzartig verflochtenen elastischen Fasern durchzogen wird und verschiedentlich kleine Pigmentanhäufungen enthält. Die Verdickung ist in ihrer ganzen Ausdehnung vom

Endothel bekleidet. Die Zwischenschicht enthält weitlumige, dünnwandige Gefäße, welche als feine Capillaren bis in die Gegend der Schließungslinie vordringen. Im marginalen Abschnitt der Klappe erscheint die Schicht infolge Bindegewebswucherung erheblich verbreitert. Diese Zunahme des Bindegewebes ist besonders stark ausgeprägt in der Höhe der Schließungslinie. Die zahlreich vorhandenen Zellen sind stellenweise mit ihren Achsen gegen die subendotheliale Schicht emporgerichtet. Im Bereich des freien Randes zeigt die Zwischenschicht eine schleimige Umwandlung ihres Gewebes.

Schnitte durch eine andere Stelle der Klappe sowie durch das große Mitralissegel ergeben im großen und ganzen dasselbe Bild, jedoch mit dem Unterschied, daß hier die Veränderungen frischer sind. Die Zellen der subendothelialen Schicht der Vorhofseite sind in lebhafter Wucherung begriffen, wobei sie stellenweise über die Oberfläche hervorsprossen und zur Bildung kleiner zellreicher Verrucae Anlaß geben. Die gewucherte Schicht ist überall vom Endothel bekleidet, dessen Zellen dicht gelagert und anscheinend in Proliferation begriffen sind. Die Zwischenschicht zeigt ebenfalls eine Vermehrung des Bindegewebes, das an verschiedenen Stellen eine hyaline Umwandlung erkennen läßt. Subendotheliale Schicht der Ventrikelseite an den Ursprungsstellen der Sehnenfäden verdickt, zum Teil schleimig degeneriert. Im gewucherten Gewebe pigmentführende Zellen und vereinzelte Leukocyten. Die fibröse Schicht ist zum Teil kernarm und hyalin entartet. Die vorhandenen Kerne sind oft auffallend groß und in kapselartigen Hohlräumen des Grundgewebes eingeschlossen. Die elastischen Lamellen zeigen im allgemeinen keine Veränderungen, nur die Hauptelastica ist im Bereich der Schließungslinie aufgelockert und in viele feine Adern gespalten.

Fall 5. Foxterrier, ca. 11 jährig.

Sektionsbefund: Blutige Magendarmentzündung, interstitielle Nierenentzündung, Endocarditis chronica fibrosa der Mitralis mit Aneurysmenbildung, Endokardschwielen im linken Atrium. Endocarditis thrombotica recens im linken Vorhof.

Herzbefund: (siehe Abbildung 9). Herz äußerlich ohne Besonderheiten. Großes Mitralissegel in der marginalen Hälfte verdickt, gelblichweiß, an einzelnen Stellen kleine ockerfarbene Pigmentflecken. Schließungslinie als scharfer Kamm vorspringend. Basale Hälfte der Klappe zart und durchscheinend. Das kleine Mitralissegel zeigt im Verlauf der Schließungslinie mehrere Verrucae, die teils soliden Gewebswucherungen entsprechen, teils aneurysmatischen Ausbuchtungen der Klappe ihre Entstehung verdanken. In der Umgebung der Verrucae ebenfalls kleine Pigmentablagerungen. Auf dem Vorhofendokard, in der Gegend des Einganges zum linken Herzohr leicht vorspringende, weißliche Schwielenzüge, welche treppenartig hintereinander gelagert, parallel zum freien Klappenrand verlaufen. Zwischen den Schwielen eine etwa mohnkorngroße Auflagerung. Die Tricuspidaliszipfel zeigen keine Veränderungen, nur das Scheidewandsegel ist ödematös und verdickt. Semilunares und Herzmuskel ohne Besonderheiten.

Histologischer Befund: 1. Längsschnitte durch das große Mitralissegel. Klappe in der basalen Hälfte unverändert, alle Schichten sind von gewöhnlicher Breite und gut unterscheidbar. In der Zwischenschicht einige weitlumige Blutgefäße, hämosiderinführende Zellen und extracelluläres Pigment. Im Bereich der Schließungslinie macht sich eine Verdickung der Klappe bemerkbar. Die Elastica der Vorhofseite ist in die Tiefe gedrängt und in mehrere feine Fasern gespalten, während die darüber gelegene subendotheliale Schicht stark verbreitert ist und in der Höhe der Schließungslinie als kegelförmige Erhebung vorspringt.

Die verdickte Schicht ist teils zellarm, sklerosiert, teils reich an großen Zellen, von denen viele mit Hämosiderinkörnchen beladen sind. Die Zellen folgen im allgemeinen dem Verlauf der Fasern, nur in der keilförmigen Erhebung der Schließungslinie erscheinen sie zuweilen steil gegen die Oberfläche gerichtet.

Die fibröse Schicht zeigt hyaline Verquellung der Fasern und Kernschwund. Der endokardiale Überzug der Kammerseite ist im allgemeinen frei von gröberen Veränderungen. Nur im Bereich des Ursprunges der Sehnenfäden findet man eine stellenweise vorhandene Verdickung der subendothelialen Schicht unter gleichzeitiger Vermehrung der elastischen Fasern.

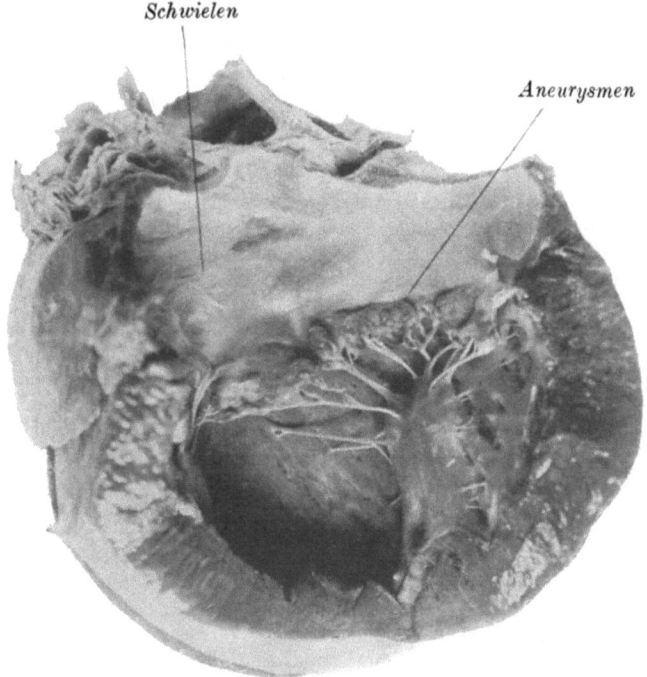

Abb. 9.

Die Aortenklappen erweisen sich histologisch frei von Veränderungen.

2. Schnitte senkrecht durch die Schwielen und die Mitte der Auflagerung im linken Vorhof.

Die Schwielen erscheinen als flache, beetartige Erhebungen der subendothelialen Schicht. Sie bestehen aus einem mehr oder weniger zellreichen, feinfaserigen Bindegewebe, das stellenweise ziemlich stark mit elastischen Elementen durchmischt ist. Dieselben sind zum Teil gewucherte elastische Fasern der subendothelialen Schicht, zum größeren Teil aber entstammen sie der Hauptelastica und sind wahrscheinlich durch das wuchernde Bindegewebe emporgeschoben worden. Sie bilden stellenweise ein dichtes Netzwerk, so besonders an der Basis der schwieligen Verdickung und an der Oberfläche, wo sie zu einer starken, die ganze Schwiele überkleidenden Lamelle zusammentreten. In einer der Schwielen finden sich mehrere dünnwandige Blutgefäße, welche offenbar dem intermuskulären Bindegewebe des Vorhofes entstammen. Hinter der obersten, d. h. dem Eingang ins linke Herzohr am nächsten gelegenen Schwiele sitzt die oben erwähnte Auflagerung. Sie besteht in der Hauptmasse aus Blutplättchen, welche in ein weitmaschiges, zartes Fibrinnetz eingelagert sind. Das Gerinnsel sitzt mit breiter Basis auf der verdickten und hyalinisierten subendothelialen Schicht. In der darunter gelegenen, unveränderten Vorhofelastica bemerkt man zahlreiche Leukocyten, deren lang ausgezogene, hantelförmige Kerne darauf hindeuten, daß die Zellen in Wanderung begriffen sind.

Fall 6. Dachshund, ca. 6 jährig, Sektionsbefund fehlt.

Herzbefund: Aortensegel der Mitralis in der marginalen Hälfte diffus verdickt, auf der Vorhoffläche kleine rundliche Erhebungen, die dem Verlauf der Schließungslinie folgen. An verschiedenen Stellen rostfarbige Pigmentflecken. Kleines Mitralissegel ebenfalls verdickt und geschrumpft. Im Bereich der Schließungslinie gelblichweiße, sandkornartige Beläge, im basalen Abschnitt Pigmenteinlagerungen. Die Sehnenfäden, welche vom kleinen Mitralissegel entspringen, zeigen trichterförmige Anschwellungen ihrer Ursprungsstellen sowie spindelförmige Verdickungen. Auf dem Endokard des linken Vorhofs vereinzelte Schwielenzüge. Aortenklappen makroskopisch ohne Besonderheiten, desgleichen die des Pulmonalostium. Von den Segeln der Tricuspidalis ist nur der Scheidewandzipfel auffallend verändert. Er erscheint in ganzer Ausdehnung verdickt, besonders stark im Bereich der Schließungslinie.

Der histologische Befund gleicht dem in Fall 3 beschriebenen. Die stark verdickte marginale Hälfte des großen Mitralissegels zeigt eine Verbreiterung der subendothelialen Schicht der Vorhofseite, die stellenweise zur Bildung kleiner bindegewebiger Verrucae führt. In der verdickten subendothelialen Schicht sowie in der Zwischenschicht Pigmenteinlagerungen und Plasmazelleninfiltrate. Befund am kleinen Mitralissegel ähnlich, jedoch mit dem Unterschied, daß die Verrucae hier als zarte zottenartige Wucherungen erscheinen. Die Endokardschwielen zeigen den bereits in früheren Fällen beschriebenen Bau.

Fall 7. Irish-Setter, ca. 13 jährig. Sektionsbefund fehlt.

Herzbefund: Äußerlich nichts Besonderes. Aortensegel der Mitralis in der marginalen Hälfte diffus verdickt, im Bereich der Schließungslinie kugelhaubenartig gegen die Vorhoffläche vorgewölbt. In der Umgebung dieser Vorwölbung viele kleine Buckel sowie feinkörnige Verrucae. Die Vorhoffläche des kleinen Mitralissegels zeigt mehrere hirsekorngroße bindegewebige Wärzchen. Scheidewandzipfel der Tricuspidalis erheblich verdickt und kammerwärts eingerollt; die von ihm entspringenden Sehnenfäden spindelförmig angeschwollen und untereinander verwachsen. Laterale Zipfel der Tricuspidalis frei von Veränderungen, desgleichen die Klappen der arteriellen Ostien.

Histologischer Befund: In der marginalen Klappenhälfte läßt sich eine Verdickung der subendothelialen Schicht der Vorhofseite feststellen. Dieselbe ist bald gleichmäßig, bald gibt sie zu niedrigen beetartigen bzw. buckelförmigen Erhebungen der genannten Schicht Anlaß. Vorhofelastica aufgelockert, die übrigen Schichten ohne Veränderungen.

Fall 8. Setter, ca. 15 jährig.

Sektionsbefund: Carcinom der Thyreoidea mit Metastasen in den Lungen und im Herzen, Endocarditis chronica fibrosa der Mitralis, Schwielen im linken Vorhof.

Herzbefund: Äußerlich nichts Besonderes. Das Aortensegel der Mitralis ist im marginalen Teil erheblich verdickt, seine Oberfläche durch niedrige Buckel uneben gestaltet. Die Sehnenfäden zeigen spindelförmige Auftreibungen und Verwachsungen untereinander. Der Basisteil der Klappe ist zart und durchscheinend. Das kleine Mitralissegel ist ebenfalls verdickt und läßt, von der Vorhofseite betrachtet, mehrere kleine Erhabenheiten erkennen. Die Semilunares und die Segelklappen des rechten Herzens sind frei von Veränderungen. Auf dem Endokard des linken Atrium vereinzelte schmale Schwielenzüge. Im Myokard des rechten und linken Ventrikels je ein etwa hanfkorngroßes, grauweißes Knötchen (Carcinom-Metastasen).

Histologischer Befund: 1. Längsschnitte durch das große Mitralissegel. Die Klappe zeigt in der basalen Hälfte normale Schichtung. Die Zwischenschicht enthält Muskelfasern sowie dünnwandige, weitlumige Blutgefäße. Die fibröse Schicht erscheint als breites, leuchtend rot gefärbtes Band, bestehend aus dicken hyalinen Faserbündeln, zwischen denen verhältnismäßig viele Zellen erkennbar sind. Von der Mitte ab beginnt der Durchmesser der Klappe sich zu verbreitern und zwar hauptsächlich durch Verdickung der Zwischenschicht, welche hier eine eigenartige Umwandlung erkennen läßt. Sie besteht aus einem lockeren, zell- und gefäßarmen Reticulum, dessen Hohlräume eine feinkörnige, violett gefärbte Masse enthalten. Anscheinend handelt es sich hier um eine schleimige Umwandlung des Gewebes. Die fibröse Schicht wird durch die mächtig ausgedehnte Zwischenschicht zu einem schmalen Band zusammengedrängt, während die subendotheliale Schicht der Vorhofseite eine Verbreiterung erkennen läßt. Das Gewebe der verdickten Schicht ist im großen ganzen zellarm, hyalin, nur im Bereich der Schließungslinie bildet sie einige zottenförmige Wärzchen sowie eine zellreiche, kegelförmige Erhebung. Die Hauptelastica ist durch gewuchertes Bindegewebe aufgelockert und scheinbar vermehrt. Die subendotheliale Schicht der Kammerseite zeigt in der marginalen Hälfte teils normales Verhalten, teils geringgradige Verdickungen. Nach ihrem Übertritt auf die Sehnenfäden verbreitert sie sich um das Vielfache ihres Durchmessers, wodurch die Chordae das bereits makroskopisch erkennbare, höckerige Aussehen erhalten.

Das kleine Mitralissegel zeigt eine mittelgradige, gleichmäßige Verdickung der subendothelialen Schicht der Vorhofseite, die im Bereich der Schließungslinie zur Bildung eines stumpfkegelförmigen Höckers Anlaß gibt.

Fall 9. Rehpinsch, ca. 10jährig.

Sektionsbefund: Hochgradige Granularatrophie beider Nieren, chronische interstitielle Leberentzündung, Magendarmkatarrh, Endocarditis chronica fibrosa retrahens der Mitralis und Tricuspidalis, Insuffizienz und Stenose des Ostium mitrale, Hypertrophie des linken Ventrikels.

Herzbefund: (siehe Abbildung 10). Die marginale Hälfte des Aortensegeln der Mitralis erscheint enorm verdickt und zu einer derben, knollenförmiges Masse von etwa 8 mm Durchmesser umgewandelt. Der Basisteil der Klappe ist zart und wird von feinen, aber deutlich erkennbaren Gefäßen durchzogen. Das kleine Mitralissegel ist ebenfalls verdickt und verkürzt. Die Sehnenfäden sind meist geschrumpft und zeigen spindelförmige Anschwellungen oder rundliche Buckel. Auf dem Endokard des linken Vorhofes finden sich Schwielen teils in Form flächenhafter Verdickungen des Endokards, teils als deutlich erhabene, leistenartige Stränge, die staffelförmig hintereinander gelagert sind und im allgemeinen parallel zum freien Klappenrand verlaufen. Von den Klappensegeln des rechten Herzens ist nur der Scheidewandzipfel verändert. Er bildet eine starre, 5 mm dicke Platte, welche der Kammerscheidewand dicht anliegt. Die Sehnen-

258    A. Spiegl:

fäden zeigen spindelförmige Verdickungen und sind in großer Ausdehnung untereinander verwachsen. Klappen der arteriellen Ostien ohne Besonderheiten.

Histologischer Befund: 1. Längsschnitte durch das große Mitralissegel. Der Basisteil der Klappe zeigt gut ausgeprägte Schichtung und ist frei von Veränderungen. In der Zwischenschicht Myokardfasern, einige weitlumige Capillaren, kleine Arterien und Fettzellen. Die dünne basale Klappenhälfte geht unvermittelt in den knollenförmig angeschwollenen marginalen Abschnitt über. Bereits bei schwacher Vergrößerung erkennt man, daß diese unförmlich verdickte Masse nicht als das Produkt einer umfangreichen Gewebszubildung anzusehen ist, sondern in der Hauptsache einer eigenartigen Verbiegung der Klappe ihren Ursprung verdankt. Letztere zeigt nämlich die Form eines ventrikelwärts geöffneten „U", dessen parallel zueinander verlaufende Schenkel in großer Ausdehnung verwachsen sind und nur an ihrem unteren Ende einen Hohlraum zwischen

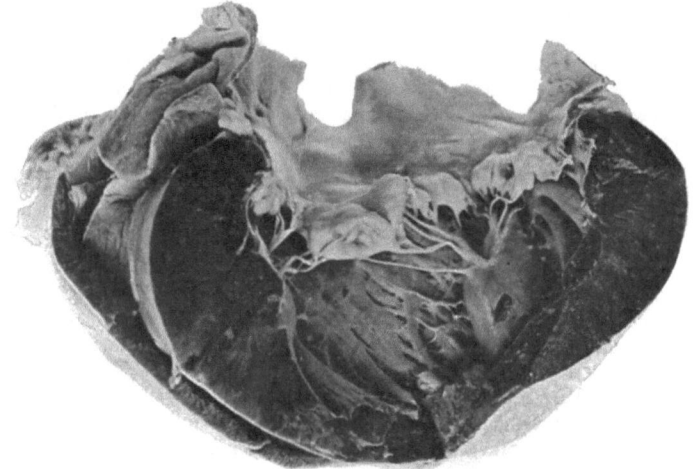

Abb. 10.

sich erkennen lassen, der mit der Herzhöhle in Verbindung steht. Eine Schichtung kann man nur im Anfangsteil des aufsteigenden Schenkels unterscheiden. Dabei zeigt sich, daß sämtliche Gewebszonen mit Ausnahme der fibrösen Platte mehr oder weniger stark verdickt sind. An den übrigen Abschnitten läßt sich eine Trennung in einzelne Schichten wegen der vollständigen Aufspaltung der Hauptelastica und der ausgedehnten Bindegewebsneubildung nicht mehr mit Sicherheit durchführen. Die oberste Gewebszone, welche der subendothelialen Schicht entspricht, zeigt ein verschiedenartiges Aussehen. Sie besteht stellenweise aus einem lockeren, aus Bindegewebe und feinen elastischen Fasern geformten Reticulum, in welchem viele, meist zur Oberfläche emporwachsende Fibroblasten sowie vereinzelte Plasmazellen und Leukocyten gelegen sind. An anderen Stellen sind die Fasern reichlicher entwickelt und zeigen einen parallel zur Oberfläche gerichteten Verlauf, dem auch die Zellen folgen. An wieder anderen Stellen ist das Gewebe zellarm und hyalin. Ein auffallender Befund ist das Vorhandensein strukturloser, blätteriger Massen in der obersten Klappenschicht. Die genauere Untersuchung zeigt, daß es sich hier um Reste thrombotischer Auflagerungen handelt, das umgebende Gewebe ist im Zustande lebhafter entzündlicher Reaktion. Überall sieht

Histologische Untersuchungen über Endokarditis beim Hunde usw. 259

man Bindegewebszellen gegen das Fibrin vordringen, an einigen Stellen auch in dasselbe hineinwachsen, mitunter begleitet von dichten Leukocytenschwärmen. Bakterien sind nicht nachweisbar. Die Oberfläche der Klappe ist auf der Vorhofseite fast durchwegs von einem fortlaufenden Zellbelag bekleidet, auch an den Stellen, wo das Fibrin im Gewebe liegt. Ob es sich dabei immer um echte Deckzellen handelt oder um Bindegewebszellen, die infolge einer durch äußere Einflüsse hervorgerufenen Formveränderung das Aussehen von Deckzellen angenommen haben, muß unentschieden bleiben.

Die Zwischenschicht, welche die größte Breite innerhalb der Klappe einnimmt, besteht aus einer feinkörnigen Grundsubstanz, die bei Hämatoxylinfärbung einen bläulichen Ton annimmt, regellos verlaufenden Bindegewebsfasern und elastischen Elementen. Überall zwischen den Fasern verstreut liegen Bindegewebszellen, Plasmazellen, Leukocyten, Fettzellen, rote Blutkörperchen sowie pigmentführende Zellen. Außerdem findet man rundliche Hohlräume, die teils nur wenige wandständige Zellen aufweisen, teils von einer einschichtigen Lage nekrotischer Zellen ausgekleidet sind. Wahrscheinlich handelt es sich hier um die Reste ehemaliger Gefäße. Die subendotheliale Schicht der Ventrikelseite ist ebenfalls stark verdickt und bietet ein ähnliches Aussehen wie die gleichnamige Schicht der Vorhofseite. Auch hier finden sich sekundäre Thrombosen teils frei an der Oberfläche, teils bereits vom Gewebe umwachsen. Die fibröse Schicht ist nur im basalen unverdickten Abschnitt der Klappe deutlich ausgeprägt. Mit zunehmender Verbreiterung der übrigen Klappenschichten wird sie bis auf einen schmalen Streifen zusammengedrückt, um schließlich in dem Wirrwarr des allseitig wuchernden Gewebes ganz zu verschwinden.

2. Längsschnitte durch den Scheidewandzipfel der Tricuspidalis.

Die Klappe zeigt auf dem Längsschnitt drei rechtwinkelige Knickungen. Die erste derselben ist vorhofwärts gerichtet, die zweite daran anschließende horizontal, die dritte nach abwärts, so daß auch hier wieder das Bild einer nach unten offenen „U"-förmigen Schleife entsteht. Die Schichtung ist im basalen Teil der Klappe gut ausgeprägt, weil hier die fibröse Platte als breites Band noch erhalten ist. Mit dem Undeutlichwerden dieser Schicht wird die Unterscheidung der einzelnen Zonen unmöglich. In der marginalen Hälfte besteht die Klappe nur mehr aus einem weitmaschigen Netz von zarten Bindegewebsfibrillen und elastischen Fasern sowie zahlreichen Zellen. Die oft sehr großen Maschen dieses Netzes sind ausgefüllt mit einer feinkörnigen Grundsubstanz, die sich mit Hämatoxylin intensiv blau färbt und auch nach Behandlung mit Salzsäurealkohol diesen Farbstoff mit großer Zähigkeit festhält. Es handelt sich hier offenbar um eine schleimige Degeneration des Klappengewebes. Besonders schön läßt sich diese Umwandlung an den Sehnenfäden verfolgen. Gefäße sind in der Klappe ziemlich reichlich vorhanden. Sie liegen fast alle in der mittleren Zone, also etwa in der Zwischenschicht. Manche zeigen capillären Bau, meist sind es aber kleine Arterien mit zuweilen einseitig verdickter Intima und engem Lumen. An einigen Querschnitten ist das Lumen völlig verschlossen.

Fall 10. Rattenfänger, ca. 14jährig.

Sektionsbefund: Bauchwassersucht, chronische interstitielle Leberentzündung, Entzündungsherde in den Nieren, Hydrops pericardii, Pericarditis villosa, Endocarditis chronica fibrosa der Mitralis und Tricuspidalis, Hypertrophie und Dilatation des Herzens. Braune Induration der Lungen.

Herzbefund: Im Herzbeutel einige Eßlöffel voll eines blutig-serösen Transsudates. Herz verhältnismäßig groß, linke Kammer hypertrophisch, rechte dilatiert. Der epikardiale Überzug der Herzohren ist stellenweise milchig getrübt, auf der linken Auricula zarte, papillöse Zöttchen. Die halbmondförmigen Klappen der Aorta sind zart, hingegen zeigt die Mitralis schwere Veränderungen. Das Aortensegel bildet in der marginalen Hälfte eine derbe, in das Atrium knollenförmig vorspringende Gewebsmasse von nahezu 1 cm Dicke. Diese enorme Verdickung ist, wie sich durch Betrachtung der Klappe von der Kammerfläche feststellen läßt, zum größten Teil bedingt durch Wucherungen im Bereich der Ursprungsstellen der Sehnenfäden, wobei es zu Verwachsungen zwischen entfernter liegenden Abschnitten der Klappe und infolge narbiger Schrumpfung zu einer Knickung des Klappensegels gekommen ist. Vorhofseite der verdickten Klappe im allgemeinen glatt, nur an einigen Stellen feinkörnige Rauhigkeiten, rostgelbe Pigmentflecken und Blutungen. Das kleine Mitralissegel ist geschrumpft und besteht fast nur noch aus einem Kranz hanfkorngroßer Wärzchen, die in einer Reihe nebeneinander liegen. Ein Teil dieser Wärzchen erscheint als solide Gewebswucherung, andere hingegen zeigen das Aussehen kleiner Bläschen (Aneurysmen). Auf dem Endokard des linken Vorhofes leistenartige Schwielen, die im allgemeinen parallel zum freien Rand der Klappen verlaufen. Semilunares der Pulmonalis zart, desgleichen die lateralen Zipfel der Tricuspidalis. Scheidewandzipfel dagegen verdickt, mehrere Millimeter stark. Auf der Vorhoffläche ein feinkörniger Belag (zottenförmige Wucherungen des Endokards?). Im Bereich des freien Randes Pigmentflecken. Sehnenfäden verdickt und in großer Ausdehnung miteinander verwachsen.

Histologischer Befund: Der vorstehende Fall gleicht im mikroskopischen Bild dem Fall 9. Die basale Hälfte der Klappe zeigt normale, gut ausgeprägte Schichtung. Mit Ausnahme circumscripter, flacher Verdickungen der subendothelialen Schicht der Vorhofseite keine Veränderungen. In der Zwischenschicht Muskelfasern, Fettzellen und vereinzelte Blutgefäße, letztere teils wohl erhalten, teils obliteriert. Bindegewebe der Zwischenschicht stellenweise hyalin entartet, desgleichen die fibröse Platte. An der Grenze zum marginalen Abschnitt beginnt sich die Klappe zu verbreitern infolge Anschwellens der Zwischenschicht und der subendothelialen Vorhofschicht. Beide Schichten lassen lebhafte Zellwucherungen erkennen. In ersterer zahlreiche, mit Ausläufern versehene pigmentführende Zellen. Der marginale Abschnitt selbst hat die Form eines ventrikelwärts offenen „U", dessen Schenkel durch wucherndes Gewebe in großer Ausdehnung miteinander verwachsen sind, so daß dadurch eine starke Verdickung des Klappensegels vorgetäuscht wird. Letzteres besteht hier in der Hauptsache aus Bindegewebe, das mit zahlreichen wirr durcheinanderlaufenden elastischen Fasern gemischt ist und keine Schichtung mehr erkennen läßt. An verschiedenen Stellen der Vorhoffläche kleine, zellreiche Wärzchen.

Einen ähnlichen Befund ergibt die Untersuchung des kleinen Mitralissegels und des Scheidewandzipfels der Tricuspidalis.

Die Semilunares der Aorta und der Pulmonalis zeigen keine endokarditischen Veränderungen.

Fall 11. Bernhardiner, ca. 6jährig.

Sektionsbefund: Ruptur der Harnblase, beginnende Peritonitis. Status puerperalis uteri. Chronische parenchymatöse Nierenentzündung. Anthracosis und Chalicosis nodularis der Lungen. Hypertrophie und Dilatation der rechten Herzkammer infolge partieller Stenose des Ostium pulmonale durch einen abgerissenen und verdickten Sehnenfaden. Entzündliche Sklerose der Pulmonalklappen. Diffuse Verdickung des

Aortensegels der Mitralis. Kalkig-fibröse Knötchen im parietalen Endokard, Knochenbildung im rechten Herzohr.

Herzbefund: Herzspitze abgerundet infolge sackartiger Erweiterung der rechten Kammer. Auf dem teilweise milchig getrübten verdickten Endokard sitzen an verschiedenen Stellen hirsekorngroße gelblichweiße harte Knötchen, die mit der Unterlage fest verbunden erscheinen. Die halbmondförmigen Klappen der Pulmonalis sind verdickt und starr. Die Segel der Tricuspidalis bieten einen normalen Befund. Der große Mitraliszipfel ist nahezu vollständig verdickt und gefäßhaltig. Semilunares der Aorta zart.

Der verdickte Sehnenfaden am Ausgang des Ostium pulmonale sowie die Veränderungen im rechten Herzohr sind im Anhang näher beschrieben.

Histologischer Befund: Schnitte durch die verdickten Pulmonalklappen senkrecht zum freien Rand.

An der Klappe lassen sich in der Hauptsache zwei Schichten unterscheiden. Eine breite gefäßreiche, dem Ventrikel zugekehrte, und eine schmälere gefäßlose, nach der Sinusseite gelegene Zone. Erstere kann man mit Hilfe der Elasticafärbung wiederum in zwei Schichten trennen, von denen die nach der Mitte der Klappe zu gelegene der Zwischenschicht entspricht, während die andere die von der Zwischenschicht nach außen liegenden Zonen umfaßt. Letztere lassen keine weitere Unterscheidung zu. Ihre Grundlage bildet ein in der basalen Klappenhälfte kernarmes zum Teil hyalinisiertes, in der marginalen Hälfte dagegen kernreiches Bindegewebe, das von engen und weiten Capillaren durchzogen wird. Außer körnig geronnenen Massen konnte ich keinen Inhalt in denselben entdecken. Nur in einer einzigen in großer Längenausdehnung im Schnitt getroffenen Capillare fand ich Klumpen gelbbraunen Pigmentes, das sich auch im endothelialen Wandbelag in Form feiner Körnchen nachweisen ließ. Wahrscheinlich handelt es sich hier um Reste eines in Rückbildung begriffenen Gefäßnetzes. Elastische Fasern kommen in der ganzen Schicht vor als dicke und dünne, oft stark geschlängelte Bündel, die sich aber nie durch die ganze Länge der Klappe verfolgen lassen. Eine zusammenhängende elastische Lamelle, wie sie in der normalen Klappe stets deutlich hervortritt, ist nirgends nachweisbar. Ein eigentümliches Aussehen bietet die Zwischenschicht. An Stelle des lockeren Gewebes, wie wir es sonst in dieser Schicht zu sehen gewohnt sind, trifft man grobfaseriges Bindegewebe, das in der basalen Klappenhälfte kernarm und reich an hyalinen Nekrosen ist, während es von der Mitte der Klappe bis zum freien Rand eine deutliche fibrilläre Struktur und beträchtlichen Zellreichtum aufweist. Elastische Elemente sind, wie das Weigertpräparat zeigt, in großer Menge vorhanden, ebenso zahlreiche Gefäße in Form von Capillaren sowie Arterien verschiedenen Kalibers. Während an den Capillaren nichts Pathologisches zu sehen ist, sind die Arterien mehr oder weniger stark verändert. Die Intima ist durch Zellproliferation verdickt, das Lumen verengert — dabei manchmal exzentrisch gelagert — oder ganz verschlossen. Die gewucherten Intimazellen zeigen degenerative Quellung, die Kerne sind klein und verunstaltet. Die das Lumen begrenzenden Zellen sind vielfach abnorm hoch und von kubischer Gestalt. Die Elastica interna erscheint gewuchert und sendet feine Fäserchen zwischen die vermehrten Intimazellen. Ähnliche Veränderungen zeigt die Media. Die fibröse Platte ist hyalin entartet, zum Teil kernlos. Der Endothelbelag ist auf beiden Klappenflächen gut erhalten, Auflagerungen sind nirgends zu sehen.

## Zusammenfassung.

Die Endocarditis chronica valvularum tritt makroskopisch in die Erscheinung in Form einer mehr oder weniger umfangreichen Verdickung und Schrumpfung der Klappen, wodurch die normalerweise zarten Endokardblätter starr und schwer beweglich werden. Die Verdickung kann sich über die ganze Fläche der Klappen ausdehnen (z. B. an den Semilunares) oder sie bleibt, wie dies an den Segelklappen der Fall zu sein pflegt, auf die marginale Klappenhälfte beschränkt. Sie erreicht ihren größten Umfang stets in der Gegend der Schließungslinie, so daß letztere meist als scharfer Kamm hervortritt. Die Oberfläche der verdickten Klappen (Ventrikelseite der Semilunares, Vorhofseite der Segelklappen) ist im allgemeinen glatt, erscheint jedoch häufig durch kleine Höcker und streifenförmige Schwielen uneben gestaltet; mitunter ist sie auch rauh, wie mit Sandkörnchen bestreut. Diese feinkörnigen Beläge, welche zarten Wucherungen des Klappengewebes entsprechen, finden sich besonders im Verlauf der Schließungslinie oder in deren nächster Umgebung. Zuweilen, allerdings selten, trifft man auch echte thrombotische Auflagerungen, denen die Bedeutung sekundärer Komplikationen zukommt. Im Gegensatz zu den zarten, bläulichweiß durchscheinenden, normalen Klappen sind die durch chronische Bindegewebswucherungen verdickten Klappen gelblich, undurchsichtig und zeigen als besonderes Charakteristicum kleine ockergelbe bzw. rostfarbene Pigmentflecken. Ein eigenartiges Vorkommnis sind die Aneurysmen. Die Prädilektionsstelle für ihre Entwicklung ist die Randzone des kleinen Mitralissegels. Sie finden sich dort in Form hirsekorn- bis hanfkorngroßer, knorpelartig derber, durchscheinender Bläschen, deren Oberfläche häufig durch Einschnitte in mehrere sekundäre Bläschen geteilt ist. Ähnliche Veränderungen wie an den Klappen lassen sich auch an den Sehnenfäden beobachten und zwar besonders an den vom kleinen Mitralissegel und vom Scheidewandzipfel der Tricuspidalis entspringenden Chordae. Dieselben zeigen spindel- oder buckelförmige Auftreibungen sowie trichterförmige Verbreiterungen ihrer Ursprungsstellen aus der Klappe. Durch fortschreitende Bindegewebsneubildung kommt es zu umfangreichen Verwachsungen mit entfernteren Teilen der Klappensegel sowie mit anderen Sehnenfäden, wodurch der freie Klappenrand immer mehr den Spitzen der Papillarmuskeln genähert wird. Die Folge davon ist eine zunehmende Verengerung des betreffenden Ostiums (valvuläre Stenose). Nicht minder charakteristisch als die an den Klappen und den Sehnenfäden vorkommenden Veränderungen sind die auf dem parietalen Endokard sich entwickelnden narbigen Verdickungen oder Endokardschwielen. Sie fanden sich in den von mir untersuchten Fällen stets im linken Vorhof, niemals im rechten Herzen. Sie treten in die Erscheinung als niedrige oder deutlich erhabene, strangförmige, weißliche Bindegewebszüge, welche treppenartig hintereinander gelagert, meist in horizontaler Richtung, d. h. parallel zum freien Klappenrand, das Endokard durchziehen. Ihr Auftreten in denjenigen

Abschnitten des Herzens, dessen Klappenapparat am häufigsten alteriert ist, legt die Vermutung nahe, daß ihre Entstehung mit der Erkrankung dieser Klappen zusammenhängt. Vor allem dürften es die bei Klappeninsuffizienz auftretendenden Wirbelströme sein, welche zu mechanischen Reizungen des Endokards und zur Bildung von Gewebswucherungen Anlaß geben. Vielleicht kommen aber auch noch andere Ursachen, möglicherweise dieselben, welche die Entwicklung der entzündlichen Klappenveränderungen bedingen, für ihre Ausbildung in Betracht. Seltenere Befunde an den mit chronischer Endocarditis valvularis behafteten Herzen sind flache, streifenförmige Ulcerationen und bandartige Narben. Letztere sind wohl als Ausheilungsstadien der ersteren anzusehen.

Das histologische Bild der chronischen Endokarditis der Herzklappen ergibt als Hauptveränderung eine Gewebsneubildung in den oberhalb der fibrösen Platte gelegenen Schichten. Diese Gewebswucherung ist stets auf derjenigen Seite der Klappe am deutlichsten ausgeprägt, auf welcher die fibröse Schicht den dicksten Überzug aufweist, also an den Semilunares auf der Ventrikelseite, an den Atrioventrikularklappen auf der Vorhofseite.

Die entzündliche Gewebswucherung betrifft hauptsächlich die subendotheliale Schicht und hier wiederum besonders die Gegend der Schließungslinie, welch letztere auf Längsschnitten durch die Klappe als deutlich vorspringende, kegelförmige Erhebung in die Erscheinung tritt. Das neugebildete Bindegewebe ist zellreich oder zellarm und hyalin und enthält meist feine elastische Fasern, zuweilen auch kleine Gefäße, Plasmazellen, Leukocyten und hämosiderinführende Zellen bzw. freies Blutpigment. An den Stellen lebhafter Zellvermehrung sind die Zellen gewöhnlich steil zur Oberfläche gerichtet. Auf den Segelklappen, besonders auf der Mitralis kommt es dabei häufig zur Bildung kleiner, zellreicher buckel- oder zottenförmiger Verrucae.

Die Veränderungen der Zwischenschicht sind gekennzeichnet durch eine mehr oder weniger starke Gefäßneubildung. Die Gefäße treten in die Erscheinung als Capillaren oder kleine Arterien bzw. Venen und zeigen teils normales Aussehen, öfter aber lassen sie pathologische Veränderungen erkennen, wie Endothelnekrose, Intimawucherung oder völlige Obliteration des Lumens. Es scheint, als ob die im Verlauf der chronischen Endokarditis entstehenden Gefäße sehr bald der Rückbildung und dem Untergang anheimfielen. Die Gefäßneubildung wird gewöhnlich begleitet von einer Wucherung des Bindegewebes, in deren Gefolge es zu Verdickungen der Zwischenschicht und zur Bildung hyaliner Sklerosen kommt. Auch eine schleimige Degeneration des Bindegewebes ist in manchen Fällen zu beobachten. Ein regelmäßiger Befund im histologischen Bild der chronischen Endokarditis ist das Auftreten kleiner

Plasmazelleninfiltrate und die Sättigung des Gewebes der Zwischenschicht mit Hämosiderin. Dieses Pigment, welches häufig eine deutliche Eisenreaktion erkennen läßt, ist offenbar das Zerfallsprodukt untergegangener Erythrocyten, die aus ehedem vorhandenen Gefäßen im Gewebe zurückgeblieben sind.

Die auf der entgegengesetzten Seite der fibrösen Platte liegende, der subendothelialen Schicht der Ventrikel- bzw. Vorhoffläche homologe Zone läßt meist nur geringgradige Veränderungen erkennen. Dieselben beschränken sich auf circumscripte Verdickungen des Gewebes, besonders an den Ursprungsstellen der Sehnenfäden, sowie auf eine Vermehrung der elastischen Fasern. Vereinzelte Vorkommnisse sind: Schleimige Degeneration des Gewebes, Leukocyteninfiltrate und Anhäufung pigmentführender Zellen.

Die fibröse Platte nimmt an der reaktiven Wucherung des Klappengewebes keinen Anteil.

Die Aneurysmen entsprechen stark verdünnten Stellen des Klappengewebes, innerhalb welcher keine Schichtung mehr zu unterscheiden ist. Die nach außen gelegenen, dem Vorhof bzw. der Ventrikelhöhle zugekehrten Zonen bestehen aus einem mit Plasmazellen, Leukocyten und sideroferen Zellen gemischten Fibroblastengewebe, während die inneren Gewebslagen in der Hauptsache aus hyalinem, zuweilen metaplastisch verändertem Bindegewebe und degenerierten elastischen Fasern sich zusammensetzen.

Die Wucherung des Bindegewebes im Endocard führt zum Verlust der den Klappen im normalen Zustande eigenen Schichtung und zur Bildung von Sklerosen und beraubt sie damit der Fähigkeit, ihrer Aufgabe als elastische Membranen zu genügen. Die mangelhafte Gefäßbildung, der frühzeitige Untergang der Gefäße und die dauernde mechanische Inanspruchnahme bringen es mit sich, daß die reparatorischen Vorgänge am Endokard sehr unvollkommen sind und selbst geringgradige Entzündungsprozesse eine wesentliche Veränderung im histologischen Bau zur Folge haben. Die Bedeutung der Bindegewebswucherung für die Änderung der Funktionsfähigkeit der Klappen wird besonders durch das Verhalten der elastischen Fasern dem Verständnis näher gerückt. Bei Färbung der Elastica ohne gleichzeitige Tinktion des Bindegewebes gewinnt man den Eindruck, als ob die elastischen Fasern im Bereiche der endocardialen Wucherung stark vermehrt wären. Diese Vermehrung ist jedoch nur eine scheinbare. Man kann zwar in den bindegewebigen Verrucae häufig feine, offenbar neugebildete elastische Fasern nachweisen, in der Hauptsache entstammen aber die elastischen Fasern der Vorhofelastica. Sie ist durch das dazwischengewucherte Bindegewebe in viele feine Äste gespalten, die sich über einen breiten Raum verteilen. Über das morphologische Verhalten der elastischen Fasern im entzündeten Gewebe wissen wir, daß dieselben bei Veränderungen, die mit Gewebsneubildung einhergehen, außerordentlich leicht degenerieren. Dementsprechend lassen die elastischen Elemente in den chronisch entzündeten Herzklappen allerlei Schädigungen erkennen. Sie erscheinen gequollen, zeigen variköse Verdickungen, bandartige Verbreiterungen oder körnigen Zerfall. Sie färben sich schlecht mit den spezifischen Farbstoffen, weisen hingegen eine abnorme Färbbarkeit mit Hämatoxylin oder basischen Anilinfarben (Basophilie) auf. Die Klappe ist somit aus einer vorwiegend elastischen Membran eine derbe, bindegewebige Platte geworden.

Die auf dem parietalen Endokard auftretenden Schwielen erscheinen im Querschnitt als beetartige oder buckelförmige Verdickungen der subendothelialen Schicht. Sie bestehen aus einem mehr oder weniger zellreichen Bindegewebe, das meist viele feine elastische Fasern, mitunter auch Capillaren, Plasmazellen und Hämosiderin enthält.

Die charakteristischen Merkmale der chronischen Endocarditis lassen sich kurz wie folgt zusammenfassen:

a) Makroskopisch: Mehr oder weniger umfangreiche Verdickung der Klappen, besonders in der Gegend der Schließungslinie. Rostfarbene Pigmenteinlagerungen im verdickten Klappengewebe. Aneurysmen; Hauptsitz der letzteren: kleines Mitralissegel. Verdickungen und Verwachsungen der Sehnenfäden. Schwielenbildung auf dem parietalen Endokard; Prädilektionsort: linker Vorhof.

b) Mikroskopisch: Bindegewebswucherung in den oberhalb der fibrösen Platte gelegenen Zonen. Sitz der Wucherungen: Ventrikelseite der Semilunares, Vorhofseite der Segelklappen; größte Entwicklung derselben im Bereich der Schließungslinie. Auflockerung der Hauptelastica durch dazwischengewuchertes Bindegewebe. Neubildung von Gefäßen, sowie Auftreten von Plasmazelleninfiltraten und Hämosiderin in der Zwischenschicht. Verlust der charakteristischen Schichtung.

Die chronische Endocarditis charakterisiert sich demnach als ein langsam ablaufender Entzündungsprozeß, der gekennzeichnet ist durch reaktive Wucherung des Bindegewebes, Gefäßneubildung und kleinzellige Infiltration sowie die der chronischen Entzündung eigenen degenerativen und metaplastischen Umwandlungen des Gewebes.

## VII. Anhang betreffend einige seltenere Veränderungen am Herzen und an den großen Gefäßen.

Knochenbildung in einem Sehnenfaden (siehe Abb. 11).

Es handelt sich um das im Fall 11 näher beschriebene Herz. In der Höhe des Scheidewandzipfels der Tricuspidalis und unmittelbar neben demselben entspringt aus der Herzwand ein etwa $1^1/_2$ cm langer, mehrere Millimeter dicker derber Strang von eigenartigem Aussehen. Man kann daran zwei Teile unterscheiden: Einen rundlichen glatten aus der Kammerscheidewand herausragenden Stiel von etwa 6 mm Länge und ein diesem aufsitzendes und im stumpfen Winkel zu ihm nach abwärts gerichtetes Stück von etwa 1 cm Länge und höckeriger Oberfläche, einem knorrigen Aste vergleichbar. Farbe gelblich-weiß, Konsistenz knochenhart. Offenbar handelt es sich hier um einen abgerissenen Sehnenfaden, welcher durch Bindegewebswucherung und daran anschließende metaplastische Veränderungen in dieser eigenartigen Weise umgestaltet worden ist. Die Richtigkeit dieser Annahme findet dadurch eine Stütze, daß oberhalb des eben beschriebenen Gebildes noch zwei andere abgerissene Sehnenfäden aus der Herzwand entspringen, deren einer gleichfalls Verdickungen und höckerige Beschaffenheit seiner Oberfläche aufweist.

Histologischer Befund: Längsschnitte durch den verdickten Sehnenfaden. Das horizontale Stück stellt einen bindegewebigen Strang dar, welcher an der Oberfläche von einem dünnen Mantel elastischer Fasern bekleidet ist. Das Bindegewebe erscheint zum Teil strukturlos und hyalin, zum Teil ist es zellreich und enthält zarte Gefäßsprossen, die von einer an der Basis des Stranges hinziehenden Arterie Ursprung nehmen. Auffällig ist das Vorhandensein mehrerer dunkelviolett gefärbter, zackig begrenzter Kalkinseln, welche nahezu die ganze Länge und Breite des bindegewebigen Stranges einnehmen. In der knieförmigen Biegung, welche den Übergang zwischen dem horizontal verlaufenden Abschnitt des Sehnenfadens und dem nach abwärts gerichteten Teil darstellt, findet sich inmitten des Bindegewebes ein 2 mm langer und 1,5 mm breiter hellblau gefärbter Herd. Er enthält im Innern zahlreiche Höhlen, die teils leer sind, teils geschrumpfte rundliche oder einseitig abgeplattete Zellen enthalten. Im Innern dieser Knorpelinsel — denn um eine solche handelt es sich offenbar — liegen zackige rosa gefärbte Herde, die noch deutlich fibrilläre Struktur erkennen lassen und mitunter von weitlumigen Capillaren durchzogen werden. An der Peripherie dieser Herde findet sich ein violett gefärbter zarter Kalkstreifen, welch letzterer an einigen Stellen von einem leuchtend rot gefärbten Streifen eingesäumt wird. Letzterer enthält Zellen, die teils rundlich, teils spindelförmig und mit feinen Ausläufern versehen sind, so daß sie an Knochenkörperchen erinnern.

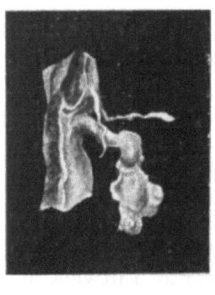

Abb. 11.

Der nach abwärts gerichtete Teil des verdickten Sehnenfadens enthält im Innern einen 5 mm langen, 2 mm breiten Hohlraum, der in der Hauptsache von einem gefäßreichen Fettgewebe (Fettmark) ausgefüllt wird. Inmitten dieses Fettgewebes liegen mehrere leuchtend rot gefärbte Bälkchen, welche das Aussehen und den Bau von Knochengewebe zeigen und mitunter sich zu Knochenringen, ähnlich den Haversschen Kanälen, zusammenschließen. Manche dieser Bälkchen enthalten Reste von großblasigem, teilweise verkalktem Knorpel. Ein größerer derartiger Knorpelherd findet sich auch an der Peripherie der Höhle. Der an letztere grenzende Teil der Knorpelinsel zeigt mehrere laculäre Buchten, die von einem Bande osteoiden Gewebes ausgekleidet werden. Von diesem Knochensaum aus erstrecken sich mehrere Balken in das Innere der Markhöhle und treten mit den dort freiliegenden Knochenspangen in Verbindung. Die Wandung des oben erwähnten großen Hohlraumes läßt stellenweise ebenfalls einen dünnen Knochenbelag erkennen, welcher nach außen hin begrenzt wird von einem Band verkalkter Knorpelgrundsubstanz. Das unmittelbar an den Markraum grenzende Bindegewebe zeigt ausgedehnte Kalkeinlagerungen, teils in Form grober glasiger Schollen, teils als feiner staubförmiger Niederschlag.

### Knochenbildung im Herzohr.

Der nachstehend beschriebene seltene Befund wurde ebenfalls bei Fall 11 erhoben. Bei der Untersuchung des rechten Herzohres fällt auf,

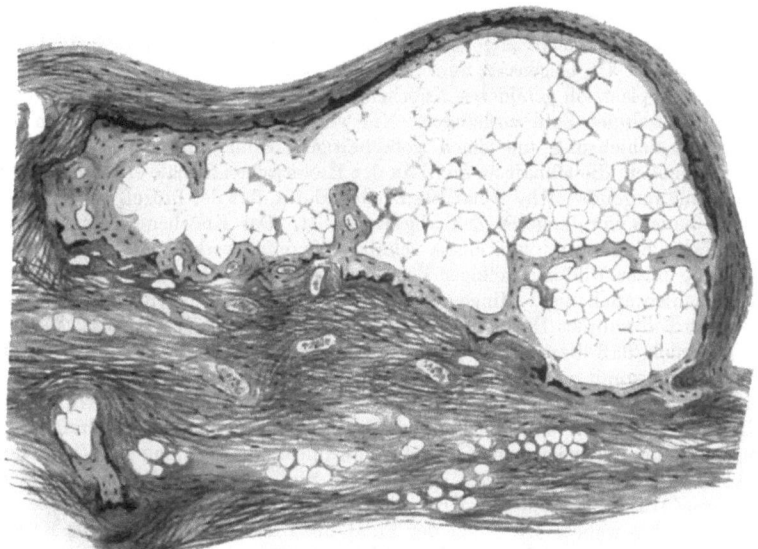

Abb. 12. Anhang: Knochenbildung im rechten Herzohr. Querschnitt durch das rechte Herzohr Färbung: Hämatoxylin-Pikrocarmin. Inmitten des leuchtend rot gefärbten, Blutgefäße und Fettzellen enthaltenden Bindegewebes ein langgestreckter, von Fettgewebe ausgefüllter Hohlraum (Markraum), der in seinem ganzen Umfange von einem gelbbraunen Knochenband verschiedener Breite begrenzt wird. Die unregelmäßig angeordneten Knochenkörperchen sind stellenweise in konzentrischer Schichtung um gefäßführende Höhlen gelagert. Nach außen wird der Knochen umgeben von einem zarten dunkelviolett gefärbten Kalksaum.

daß einige Muskelbälkchen besonders stark entwickelt sind und auf der Oberfläche kleine Buckel aufweisen. Beim Versuche, das Herzohr umzubiegen, bleiben die erwähnten Bälkchen als starre Leisten bestehen. Beim Durchschneiden fühlt man Widerstand und Knirschen unter dem Messer. Die Schnittfläche ist von spongiösem Aussehen, wie Knochendiploe, daneben finden sich milchglasartige, an Knorpelgewebe erinnernde Herde.

Histologischer Befund: Querschnitte durch die veränderten Muskelbälkchen. Färbung: Hämatoxylin-Pikrocarmin. [Siehe Abb. 12[1].]

[1]) Die hier gegebene Darstellung entspricht nicht in allen Einzelheiten dem in der Abbildung wiedergegebenen Präparat, da das letztere mit Rücksicht auf die Größenverhältnisse einer Serie kleinerer Schnitte entnommen werden mußte.

Die auffälligste Erscheinung besteht in dem Vorhandensein eines langgestreckten Hohlraumes, der von einem mit vielen Capillaren und Rundzellen durchsetzten Fettgewebe ausgekleidet ist und somit einen typischen Markraum darstellt. Derselbe wird in seinem ganzen Umfang von einem teils sehr schmalen, teils ansehnlich breiten gelbbraunen Knochenband eingesäumt, das an verschiedenen Stellen Bälkchen in das Innere der Markhöhle sendet. Durch die Verbindung dieser Bälkchen kommt es mitunter zur Abschnürung sekundärer Höhlen. Die Bälkchen selbst bestehen teils aus fertig entwickeltem Knochen, teils aus zellreichen gefäßführenden Bindegewebszapfen, denen unter Zwischenschaltung eines dünnen Kalkstreifens der Knochen aufgelagert ist. Der Knochen läßt überall eine deutliche lamelläre Schichtung erkennen und enthält mehrere rundliche oder längliche von Blutgefäßen ausgefüllte Hohlräume und Zellen. Die letzteren sind rundlich oder zitronenförmig und entsenden zahlreiche feine Fortsätze in die Umgebung. Im Gegensatz zum normalen Knochen sind die Knochenkörperchen im metaplastisch gebildeten Knochen in unregelmäßigen Abständen gelagert und in wechselnder Zahl vorhanden. Nur vereinzelt findet man Zellen in konzentrischer Schichtung um einen gefäßhaltigen Hohlraum gelagert, wodurch Bilder entstehen, die lebhaft an den Bau der Haversschen Kanäle erinnern. Osteoblasten sind nirgends nachweisbar, ein Zeichen dafür, daß der Prozeß der Knochenbildung bereits vor längerer Zeit abgelaufen ist. Der Knochen wird auf seiner Außenfläche eingesäumt von einem schmalen Streifen verkalkten Bindegewebes, der häufig unter Bildung zackiger Fortsätze in den Knochen vorspringt. Osteoblasten fehlen auch hier. Hingegen sieht man an verschiedenen Stellen des verbreiterten Kalksaumes Herde vom Aussehen des großblasigen Knorpels. Man hat den Eindruck, daß diese Herde wirklich Reste von Knorpelgewebe darstellen und der Knochen somit aus Knorpel nach dem Vorgange der endochondralen Ossification hervorgegangen ist. Durch den Befund von Bindegewebsherden, die zum Teil in großblasigen, stellenweise verkalkten Knorpel umgebildet sind, in der Umgebung der beschriebenen Markhöhle gewinnt diese Annahme an Wahrscheinlichkeit. Allerdings finden sich an anderen Stellen kleine Markhöhlen, deren knöcherne Wandung keinerlei Knorpelreste zeigt, sondern lediglich Reste verkalkten Bindegewebes. Die Frage der Entstehung des Knochens, ob aus Knorpel oder aus Bindegewebe, kann daher nicht mit Sicherheit entschieden werden. Wahrscheinlich ist, daß beide Entstehungsarten im vorliegenden Fall in Betracht kommen.

Von Wichtigkeit ist die Tatsache, daß der Knochen nirgends unmittelbar aus dem Bindegewebe hervorgeht, sondern stets mit einer Seite ganz oder teilweise an Kalk grenzt, also immer in Anlehnung an eine verkalkte Stelle entstanden ist. Es kann echter Knochen aus Bindegewebe überall dort entstehen, wo hinreichend Kalksalze vorhanden sind, wo also Verkalkung vorausgegangen ist (Marchand).

## Knorpelbildung in der Aorta-Entzündung der Arteria pulmonalis.

Das nachstehend beschriebene Präparat stammt von einem alten Jagdhund. Da mir nur das Anfangsstück der Aorta bzw. Pulmonalis zur Untersuchung überwiesen wurde, bin ich nicht in der Lage, über den Befund am Herzen sowie an den übrigen Organen irgendwelche Angaben zu machen.

Die Untersuchung der Aorta bzw. Pulmonalis ergab nachstehende interessanten Veränderungen (conf. Abb. 13): Die mäßig erweiterte Aorta zeigt auf der Innenfläche etwa 4 cm über dem freien Rand der halbmondförmigen Klappen drei scharf begrenzte deutlich vorspringende plattenartige Einlagerungen von rundlicher bzw. ovaler Form. Ihre Oberfläche ist durch kleine Höcker uneben gestaltet, im übrigen jedoch glatt und wird anscheinend überall von der Intima überzogen. Die veränderten Partien der Gefäßwand sind knorpelartig derb. Auf dem

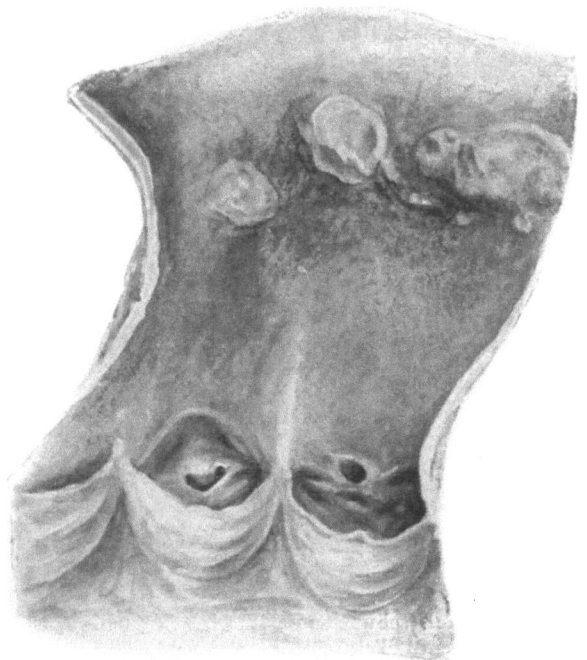

Abb. 13.

Durchschnitt sieht man inmitten des sonst gelblichen Gewebes der Aorta kleine, rundliche Herde von bläulich-weißer, milchglasartiger Färbung. In den Taschen der halbmondförmigen Klappen mehrere streifenförmige Intimaschwielen, die hauptsächlich das Lumen der Kranz. arterien umgeben. Die Taschenklappen selbst sind auffallend groß, im übrigen ohne Besonderheiten.

Die Pulmonalis zeigt auf der Innenfläche zahlreiche runde Höckerchen von gelblichweißer Färbung, teils in disseminierter Ausbreitung, teils zu größeren Herden vereinigt. Sie besitzen den Umfang eines Mohn-, Hirse- oder Hanfkornes, beginnen etwa 6 cm über den halbmondförmigen Klappen und erstrecken sich bis in die Tiefe der Sinus valsalvae. Die

270   A. Spiegl:

Knötchen sind von weicher Konsistenz und lassen auf dem Durchschnitt nichts Auffallendes erkennen.

**Histologischer Befund:** 1. An der Aorta. Querschnitte durch eine der plattenartigen Einlagerungen sowie das angrenzende Stück der unverändert erscheinenden Gefäßwand. Die Intima erweist sich in dem normalen Gefäßabschnitt frei von Veränderungen, hingegen zeigt die Media auf den ersten Anblick ein abweichendes Bild. Man kann daran zwei Schichten unterscheiden: Eine äußere gefäßhaltige und eine innere, innerhalb welcher Gefäße nicht nachweisbar sind. Die auffälligste Veränderung der letzteren Schicht besteht in einer Auflockerung der Muscularis sowie einem gleichzeitigen Auseinanderweichen der elastischen Lamellen. Die dadurch entstandenen Zwischenräume erscheinen bei Färbung

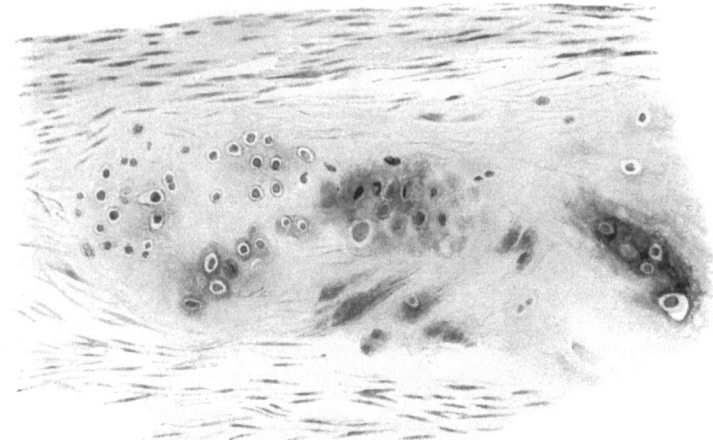

Abb. 14. Querschnitt durch die in Abb. 9 dargestellte Aorta im Bereiche einer Knorpelplatte. Färbung: Hämalaun-Giemsa. Inmitten der zum Teil stark gelichteten Muskelfasern der Media lichtblau bzw. ultramarinblau gefärbte Herde, welche große, meist von einer deutlichen Kapsel umgebene Knorpelzellen enthalten. Vergröß. 200.

mit Eosin-Methylenblau als schwach rosa gefärbte Streifen verschiedener Länge und Breite. Sie sind eigentümlich glänzend und vollkommen strukturlos, Kerne fehlen oder sind nur in Form geschrumpfter Punkte erkennbar. Muskelfasern sind innerhalb dieser Herde hyalinen Bindegewebes nicht nachweisbar, sie brechen an der Grenze derselben jäh ab. An Schnitten, die mittels der Elasticafärbung behandelt sind, fällt auf, daß die normalerweise geschlängelt verlaufenden elastischen Lamellen im Bereiche der hyalinen Inseln gestreckt erscheinen. Ein Teil der elastischen Fasern wird durch sie unterbrochen, so daß an solchen Stellen, wo die hyalinen Einlagerungen reichlicher auftreten, die Elastica der Media nur aus Bruchstücken der elastischen Faserbündel besteht, die sich zuweilen auch im Inneren des hyalinen Gewebes noch nachweisen lassen. Je mehr sich das Bild dem von der plattenartigen Verdickung eingenommenen Abschnitt des Gefäßes nähert, desto häufiger begegnen wir den eben beschriebenen hellen Inseln, die, gleichzeitig an Größe zunehmend, zu umfangreicheren hyalinen Herden sich vereinigen. Diese enthalten im Gegensatz zu den oben beschriebenen Herden verhältnismäßig viele Zellen, welche nach Art der Knorpelzellen als rundliche oder einseitig abgeplattete Gebilde teils zerstreut, teils in Reihen angeordnet inmitten der Grundsubstanz lagern. Letztere ist teils vollkommen hyalin und zeigt in diesem Falle eine violette Färbung (hyaliner Knorpel), teils wird sie von Bindegewebs- und elastischen Fasern durchzogen.

Die plattenartige Verdickung ist im mikroskopischen Bild gekennzeichnet durch mehrere buckelförmige Vorwölbungen auf der Innenfläche des Gefäßes. Dieselben sind bedingt durch ausgedehnte Einlagerungen in der Media, die bereits bei schwacher Vergrößerung als lichtblaue oder violette Herde in die Erscheinung treten. Dieselben bieten bei starker Vergrößerung ein außerordentlich buntes Bild. Zwischen leuchtend rot gefärbten Streifen kernlosen hyalinen Bindegewebes sieht man blaßblau gefärbte Herde, welche viele von deutlichen Kapseln umgebene Zellen enthalten. Sie gehen teils allmählich in das rot tingierte Bindegewebe über, teils sind sie durch einen dunkelvioletten Saum verkalkter Knorpelgrundsubstanz scharf davon abgegrenzt (siehe Abb. 14).

Der vorstehend beschriebene Befund von Knorpelbildung in der Aorta gehört zu jenen pathologischen Gewebsumbildungen, die man als Metaplasien bezeichnet. Dieselben sind dadurch gekennzeichnet, daß ein Gewebe in ein morphologisch und funktionell anders geartetes Gewebe sich verwandelt. Diese Umwandlung erfolgt in zwei Phasen. Die erste derselben besteht in einer Gewebsneubildung (neoplastische Phase), welche zu einer Rückkehr des Gewebes auf eine weniger differenzierte Stufe führt (im obigen Falle Umwandlung des fibrillären Bindegewebes in zellreiches Fibroblastengewebe). Die daran anschließende metaplastische Phase umfaßt den Vorgang der Umdifferenzierung in ein Gewebe mit anderem morphologischen Charakter (Knorpel). Die Ablagerung von Kalk ist ein regressiver Vorgang, der als pathologische Umwandlung der Bindesubstanzen häufig zu beobachten ist.

2. An der Pulmonalis.

An Querschnitten, welche mittels der Vierfachfärbung nach E. Fraenkel behandelt sind, fällt zunächst zweierlei auf: Erstens eine Verdickung der Intima und als zweite Veränderung ein teilweiser, stellenweise sehr bedeutender Schwund der muskulären und elastischen Elemente der Media. Die Intimaverdickung erscheint teils als flache Gewebszubildung, teils als verruköse Wucherung und baut sich auf aus zarten und groben Bindegewebsfasern, zwischen denen viele Fibroblasten und Plasmazellen gelegen sind. An einigen Stellen findet man auch feinlumige Blutgefäße und Büschel elastischer Fasern. Auffällig erscheint es, daß sowohl die Bindegewebs- als auch die elastischen Fibrillen der verdickten Intima nicht parallel zur Oberfläche gerichtet sind, sondern meist senkrecht verlaufen und gleichsam aus der darunter gelegenen Elastica interna emporzuwachsen scheinen. Dieser Vorgang wird verständlich, wenn man bedenkt, daß die elastische Innenhaut der großen Gefäße keine solide Lamelle, sondern eine gefensterte Membran ist, und somit die gewucherten Bindegewebszellen von den tieferen Wandschichten her die Elastica leicht durchwachsen können. Daß ein solches Emporwachsen des Bindegewebes aus der Media im vorliegenden Falle tatsächlich stattgefunden hat, lehrt die Betrachtung einer anderen Stelle. Man sieht dort, daß die an der Oberfläche gelegenen elastischen Grenzlamellen aufgelockert und auf eine große Strecke vollkommen unterbrochen sind. Die so entstandene Lücke wird fast vollständig ausgefüllt von jugendlichen Bindegewebszellen, welche sich durch die in der Elastica entstandene Bresche nach der Oberfläche emporschieben. Die an verschiedenen Stellen der verdickten Intima nachweisbaren Büschel elastischer Fasern sind wohl nur zum kleinen Teil neugebildet, in der Hauptsache handelt es sich um abgespaltene Lamellen der Elastica interna, die durch das von der Media hervordringende Bindegewebe emporgehoben worden sind. Dabei scheinen sie infolge ihrer Dehnbarkeit zunächst nur in der Mitte bogenförmig vorgewölbt worden zu sein, während die Enden mit der Hauptelastica noch im

Zusammenhang blieben. Auf diese Weise kommt es mitunter zur Bildung zierlicher Arkaden elastischer Substanz.

Die Veränderungen der Media sind gekennzeichnet durch den Schwund der spezifischen Gewebselemente. Die elastischen Membranen sind teils aufgelockert, teils auf weite Strecken vollständig unterbrochen, während die Muskelfasern überhaupt verschwunden sind. An ihrer Stelle sieht man eine ausgedehnte Fibro-Angioblastenwucherung, begleitet von senkrecht zur Oberfläche gerichteten Zügen feinfaserigen neugebildeten Bindegewebes.

Die Adventitia zeigt ausgedehnte Rundzelleninfiltrate, die sich auf der Oberfläche der Media mantelförmig ausbreiten, stellenweise auch tief in dieselbe vordringen. Die letztgenannten Veränderungen weisen darauf hin, daß der Ausgangspunkt der Erkrankung die Adventitia war, daß wir es also hier mit Rücksicht auf den primären Sitz der Veränderung mit einer Periangitis zu tun haben.

## Literaturverzeichnis.

[1]) Aschoff, L., Pathologische Anatomie. G. Fischer, Jena 1909. — [2]) Avérous, Endocardite chronique sur un chien. Rev. vétérin. 25. Jahrg. — [3]) Borst, M., Chronische Entzündungen und pathologische Organisation. Ergebnisse der allgem. Pathologie und pathologischen Anatomie 4. Jahrg. 1897. — [4]) Coën, E., Über die Blutgefäße der Herzklappen. Arch. f. mikr. Anat. 27. — [5]) Coppel, J., Über das Vorkommen von chronischen Herzklappenveränderungen und ihre Beziehung zur Arbeitsleistung bei Gebrauchshunden. Inaug.-Diss. Leipzig 1909. — [6]) Dewitzky, M., Über den Bau und die Entstehung verschiedener Formen der chronischen Veränderungen in den Herzklappen. Virchows Archiv 199. — [7]) Dewitzky, M., Weitere Untersuchungen über chronische Veränderungen in den Herzklappen. Virchows Archiv 202. — [8]) Dürck, H., Atlas und Grundriß der pathologischen Histologie 1900. — [9]) Ellenberger, W. und v. Schumacher, S., Grundriß der vergleichenden Histologie der Haussäugetiere 1914. — [10]) Fraenkel und Saenger, Untersuchungen über die Ätiologie der Endocarditis. Virchows Archiv 108. — [11]) Fröhner, E., Krankheiten des Herzens und Herzbeutels. Sammelreferat Monatshefte für prakt. Tierheilkunde 3. — [12]) Hamburger, Aus d. path. Laboratorium der Tierarzneischule zu Utrecht. Zur Ätiologie der Mitralinsuffizienz. Vichows Archiv 117. — [13]) Hammes, Fr., Untersuchungen über die sog. Klappenhämatome. Virchows Archiv 193. — [14]) Hansen, Über Bildung und Rückbildung elastischer Fasern. Virchows Archiv 137. — [15]) Hart, K., Die Färbung der elastischen Fasern mit dem von Weigert angegebenen Farbstoff. Centralbl. f. allg. Pathol. u. pathol. Anat. 19 — [16]) Jensen, C. O., Ulceröse Endocarditis beim Hunde. Maanedsskrift for Dyrlaeger 10, 1899. — [17]) Jores, L., Die regressiven Veränderungen des elastischen Gewebes. Ergebnisse der allgem. Pathologie und patholog. Anatomie 1902. — [18]) von Kahldens Technik der histologischen Untersuchung pathologisch-anatomischer Präparate. G. Fischer 1909. — [19]) Kaufmann, E., Lehrbuch der speziellen pathologischen Anatomie 1909. — [20]) Kitt, Th., Lehrbuch der patholog. Anatomie der Haustiere 1910/11. — [21]) Königer, H., Histologische Untersuchungen über Endocarditis. Arbeiten aus dem patholog. Institut zu Leipzig 1903. — [22]) Koellisch, P., Zur pathologischen Anatomie und Ätiologie der sog. Atheromatose der Arterien bei den Haustieren. Inaug.-Diss. Bern 1910. — [23]) Langer, L., Über die Blutgefäße in den Herzklappen bei Endocarditis valvularis. Virchows Archiv 110. — [24]) Lellmann, Ein Fall von Endocarditis valvularis bei einem japanischen Spaniel. B. T. W. 1902. — [25]) Luschka, Die Blutergüsse im Gewebe der Herzklappen. Virchows Archiv 1857. — [26]) Lyding, K., Zur Kenntnis der Arteriosklerose bei unseren Haustieren. Deutsche Zeitschr. f. Tiermedizin 11, 1907. — [27]) Michaelis, Endo-

carditis ulcerosa beim Hunde. B. T. W. 1895. — [28]) Mönckeberg, J. G., Der normale histologische Aufbau und die Sklerose der Aortenklappen. Virchows Archiv **176**. — [29]) Mönckeberg, J. G., Über Knochenbildung in der Arterienwand. Virchows Archiv **107**. — [30]) Müller, Die Krankheiten des Hundes und ihre Behandlung 1908. — [31]) Orth, J., Pathologisch-anatomische Diagnostik 1894. — [32]) Orth, J., Über die Ätiologie der experimentellen mycotischen Endocarditis. Virchows Archiv **103**. — [33]) Otto, C., Über Arteriosklerose bei Tieren und ihr Verhältnis zur menschlichen Sklerose. Virchows Archiv **203**. — [34]) Petropawlowski, N., Endocarditis ulcerosa bei einem Hunde. Arch. f. Veterinärwissensch. Ref. in Ellenberger-Schütz Jahresberichte. — [35]) Pranter, V., Zur Paraffintechnik. Zeitschr. f. wissenschaftl. Mikroskopie **19**. — [36]) Rohmer, P., Knochenbildung in verkalkten endocarditischen Herden. Virchows Archiv **166**. — [37]) Rosenstein, Über Knorpel- und Knochenbildung in Herzklappen. Virchows Archiv **162**. — [38]) Stöhr, Ph., Lehrbuch der Histologie 1905. — [39]) Thorel, Ch., Pathologie der Kreislauforgane. Ergebnisse der allgem. Pathologie und patholog. Anatomie 9. Jahrgang. I. Abt., 1913. — [40]) Thorel, Ch., ibid. 11. Jahrgang. II. Abt. 1907. — [41]) Veraguth, Untersuchungen über normale und entzündete Herzklappen. Virchows Archiv **139**. — [42]) Wegelin, Über Blutknötchen in den Herzklappen der Neugeborenen. Frankfurter Zeitschr. f. Pathol. **2**, 1909. — [43]) Weigert, K., Eine kleine Verbesserung der Hämatoxylin-van Giesonmethode. Zeitschr. f. wissenschaftl. Mikroskopie **21**, 1904. — [44]) Wyssokowitsch, Beiträge zur Lehre von der Endocarditis. Virchows Archiv **108**.

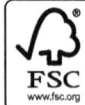

MIX
Papier aus verantwortungsvollen Quellen
Paper from responsible sources
FSC® C105338

If you have any concerns about our products,
you can contact us on
**ProductSafety@springernature.com**

In case Publisher is established outside the EU,
the EU authorized representative is:
**Springer Nature Customer Service Center GmbH
Europaplatz 3, 69115 Heidelberg, Germany**

Printed by Libri Plureos GmbH
in Hamburg, Germany